JN204141

# 「細胞力」を高める

「身心一体科学」から健康寿命を延ばす

跡見順子

*ATOMI Yoriko*

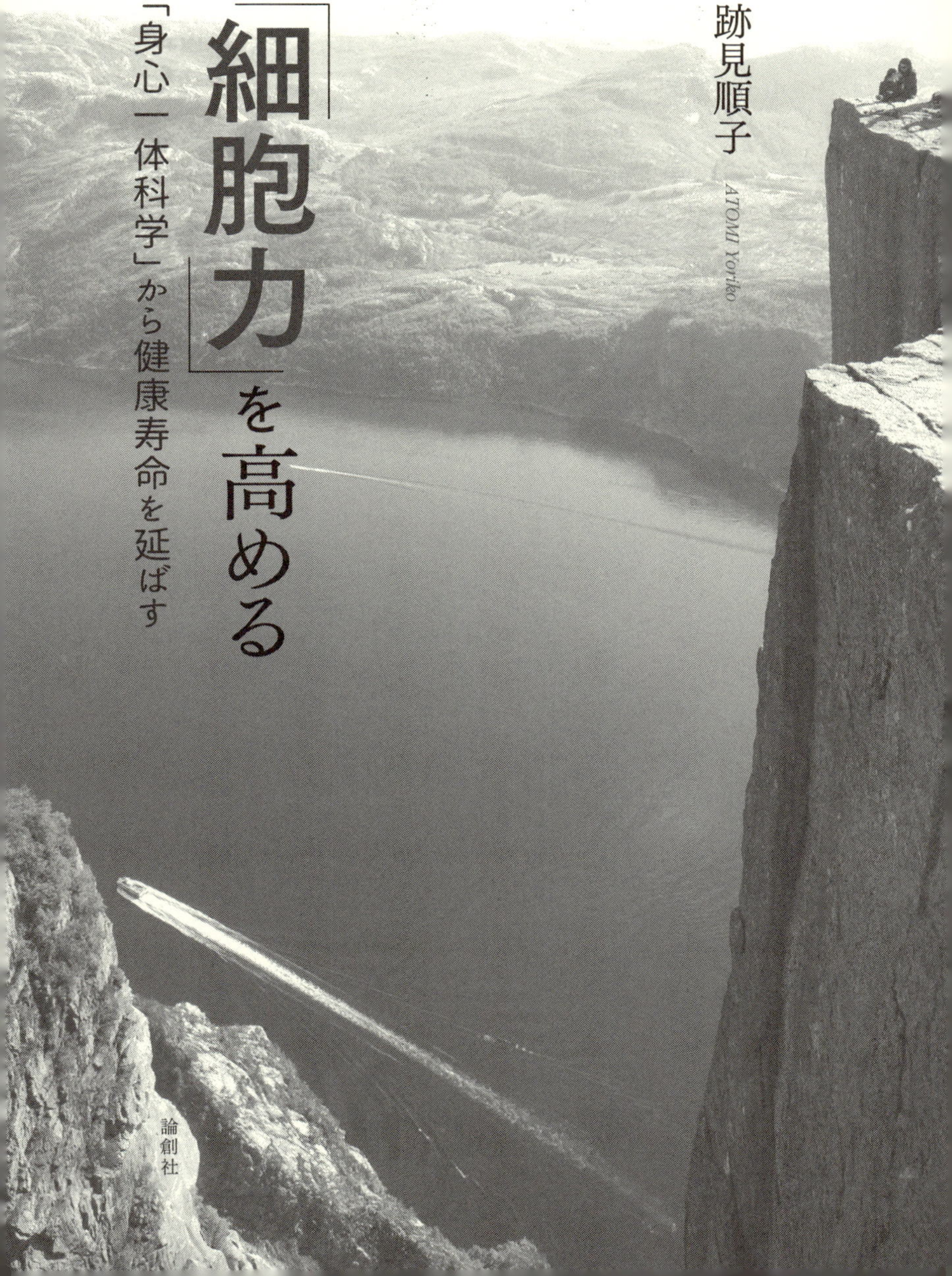

論創社

# はじめに

身心一体科学、聞いたことがありますか。身心一体科学とは、一人ひとりの人間がもつ大きな可能性を実現して個々人のイノベーションにつなげる科学です。この本では、身体という現場で一時も休むことなく働いている生命の単位・細胞の活動原理から納得のゆく理屈と、日課としてできる身心を一体化させるプログラムを紹介します。

ＤＮＡの二重らせんから出発する生命の概念が世に出回るまでのほんの一時、人間賛歌に満ちあふれた本、ショシャール『人間の生物学――行動と思考の生理的基礎（*Précis de Biologie Humaine:Les Bases Organiques du Comportement et de la Pensée*, 1958）』（八杉竜一・八杉孝三訳、岩波書店、一九五九：学問体系でいうと生理学書）が出版されました。この本に大きな影響を受けて研究者になった人は多いと思います。行間から著者の人間のシステムへの感嘆の声が聞こえてきそうな本でした。一九七四年の世界保健機構（ＷＨＯ）の概念図にも「人間の生物学」というキーワードが中央に位置付けられています（第Ⅶ章を参照）。

大学に入学したものの当時、自分とは何か、自分は何をやりたいのか、人間とは何のために生まれてきたのかと生き方を模索していました。優れた文学や教育学書にも出会いましたがそこから人間である私が勝手に答えをだせるはずもなく、人間のなかで動いている生命の「理《ことわり》」があるとすれば、そこから自分の中で芽生えてきた様々な疑問に解答を与えたかったのです。奇異なことではなく、日々の生活の中で様々な疑問が渦巻いておりましたが、何一つ確かな答を導き出すことができませんでした。理由もなく決めることに大きなためらいがあったわけですが、今でもその基本は変わっていません。選挙権を行使することから、今日どんな洋服を着てゆくかまでです。両者は同等に真剣に考える対象でした。

しかし、自分をつくっている三七兆個の細胞たちの[*1]、顔だけでなく本質が見えてきた今、細胞に訊いてみる、胆力で考えてみるような日々の生活を送ることができるようになったわけです。向かう先は、ボケやアルツハイマー病ではなく、円熟した人生を歩むことです。「人間を生きる」ことを模索し続けることとです。ここでご紹介する身心一体科学は、体操や意識した日常の動きが今の私自身を支えていることに気づかせます。どんな方でもこれまで培った知恵をイノベーションに向けて身心の歩みを保持してゆく必要があり、そのための基盤論理と方法として役立つと思います。

学習でもゴルフでも何かができるようになる、健康になるという変化を実際に現実のものにするのは、細胞たちの化学反応です。細胞たちにやってもらうためには、あなたや私たち自身の決断や行動が必要です。細胞は絶えず健康になりたいと努力しているので、その生き方を理解して行動すれば、結果的に win-win の関係が成立します。運動は、三七兆個の細胞たちを協力させ、仕事を達成させる活動です。ただし、正しくやることが必要です。毎日腰痛や膝痛で元気が出ない、つまり細胞が悲鳴をあげていると、私もやる気どころか、動く気がしなくなりますが、これは双方にとってnon-nonの関係です。また、あなたの暴飲暴食は、細胞たちの正しい活動を狂わせ、あちこちで炎症反応が起こり、細胞たちを生活習慣病への道に進ませることになります。さらに、出口のない心配事を悩み続けることは、ストレスホルモンを高め、脳の細胞たちを死に向かわせます。細胞も身体も両レベルで「活動依存」的に生きていますので、よくないことでも身につけて悪癖としてしまうわけですが、正しくやれば正しい方向に変化させることもできるのです。

「人間」の中で動いている〝すごいシステム（二重のオートポイエーシスシステムと言えると思います）〟[*2]に出会って半世紀が過ぎ、現在、平和憲法と同じ年、七三歳。加齢を積極的に進める原因というものはありません。細胞に働きかけてストレスをキャンセルするストレスタンパク質を作ってもらう戦略で、実験的には、寿命が一・三倍にも延びることになっています。

この本では、タイトル「細胞力」を高めて健康寿命を延ばすために、細胞たちの行動原理・適応原理を紹介します。マイルドなストレス、つまり朝の体幹目覚め体操や卵隔膜サプリメント摂取、通勤での電車トレーニングなど、とびきりの科学的な知識と論理的な解釈に裏付けられた人間システム活性化のノウハウをご紹介しようと思います。東大を六二歳で定年になり一〇年ほど経ったのですが、今なお現役時代と同じように休む暇がありません。

定年後すぐに東京大学のサステイナビリティ連携研究機構に「ヒューマンサステイナビリティ学」と銘打って二年ほど在籍していました。機構長は小宮山宏総長が兼ねておられました。副機構長の農学研究科の武内和彦先生が時々話を聞いてくださり、身体・環境・心の三角形をつなげるのだからといって命名してくださったのが「身心一体学」でした。「学」にする前に、やはりどこまで科学的につなげられるかを考えてきた一〇年間でした。

この本を手にとってくださった方で、細胞や生命科学に詳しく、まだ自分は元気だから関係ないと思った方、あるいは「細胞」と言われても観たことがないけれど元気になりたいという方々、とくに男性諸氏には、ぜひ第Ⅶ章を読んでいただきたい。医学のみならず科学（論理）を通して、人間としての自分を含むいのちの本質と自分の生をつなげる努力の中で、宗教や哲学が生まれてきたように思います。「いのち」をどう理解し、どう位置づけるか、男性と女性で異なるように感じています。米国の細胞生物学会のシンポジウムでの講演者は、約半分が女性です。生命のもつ強靭さと繊細さを洞察し、サイエンスに落とし込んで紹介してくれます。生きている細胞を顕微鏡観察してライブイメージでみると、けなげに生きる細胞を応援したくなります。そのイメージを自らの内につなげて自分自身の生き方に投影させるのです。否応なくいのちを継承する身体を引き受けざるを得ない女性たちが、自らの生を肯定するだけでなく、いのちの生き方を学ぶのです。第Ⅶ章「身心一体科学はこうして生まれた」には、なぜあきらめず細胞にこだわり、身心にこだわってきたかの周辺事情をご紹介しました。様々な分野の方々との出会いの中でこれからの社会変革に役立たせるための身心一体科学の検討課題をそのまま載せています。複雑で解決困難な様々な問題に対してすぐには正確な答えは出せません。しかしあきらめず、手やアタマを動かしながら、歩きながら創発してくる解へのヒントを逃さず問題解決の俎上に載せるやりかたは、適応進化して生き延びてきた生命システムである私たちに似合っています。また教育にはひとかたならぬ心を注いでおられる現三菱総合研究所理事長の小宮山宏先生からの宿題、つまり「身心一体科学とはいかなる領域なのか」についても、第Ⅶ章を読んでいただけるとご理解いただけるのではないかと思います。冒頭で述べましたが、ショシャールを紹介してくださった渡邊俊男先生が書き下ろした『生きていることの生理学』[*3]（杏林書院、一九八八）を、「細胞生物学及び脳科学」的な解釈から位置づける研究分野であると思っています。

二〇一六年度の科学研究費のキーワードすべてを拾っても「身体」という文字は三カ所にしかなく、一〇〇〇件のパブリックコメントで、改訂された現時点ではかろうじて「身体教育」が残りました。動いてナンボのいのちそのものの身体は、動く中で心を生み出し、自分（人間）のシステムを解く回路が働きます。答は、日々、時々刻々と細胞たちが営みをつづけてくれるおかげで生きている私やあなたの身体とそこから生まれる心の科学、つまり物質からつなぐ人間の科学、身心一体科学です。すべての人間は、人間として生まれただけで大きな教育可能性をもっています。本人が譲り受けた遺伝子を生かし、環境のなかで努力してゆくことで自分も満足し社会にも貢献できる道を拓くことにしませんか。

本書の序章では、人間である自分のなかで動いている〝すごいシステム〟を、どのように見たらよいのかについての考え方を箇条書き的にご紹介します。本当に調子がよいときは、何でも頑張ろう、やってやるぞ！　という気になりますね。自分自身への信頼と尊敬が生まれてくると、仕事も、仲間とのつきあいも、また社会への参加も意欲的になるものです。本来、人間というのは、どんな人でも理屈が知りたいと思うはずだし、元気にいたいと思うわけです。古代ギリシャ時代には、遺伝子も細胞も分かりませんでしたし、新幹線も走っているわけではないのに、周囲の環境や生き物たちにも、そしてなによりも自分を含む人間に興味と尊敬の念をもっていました。人間だからできるはず、真理を求めるはず、との思いは、どの時代よりも一番強かったのではなかったでしょうか。当時は知識だけではなく、実践知（フロネシス）も大事にしていました。情報がいくらでも得られる今の時代であっても簡単に情報がえられない自分自身を知ること。これは自分にしかできないことであり、自分自身への挑戦です。遺伝子がどうであろうと、細胞は働きかけにちゃんと応じてくれるように進化してきているのです。

本書の第Ⅰ章では、運動・行動する人間の探求から日本の現状への問題提起を、第Ⅱ章では、新しい栄養の考え方を教えてくれた卵殻膜について、並びに「皮膚に直接接触し、動く度に、時々刻々と皮膚刺激を加えることになる」身体の機構を知るための道具「機能性ウェア」をご紹介します。前者は、「いのち」の知恵（哺乳類とは別のかたち「たまご」で次世代を継続することになった鳥類のいのちの知恵）、後者は、アジアの武術を担う身体技法・着用する道具にこだわった、武術の達人の知恵、すなわち「人間の知恵」です。科学的になぜそれらが良いのか、理に適っているのかを、現在明らかになっていることからご紹介します。それらの材料を、「科学」で証明するには、基礎から解くしかありません。そのときに役立つのは、自分自身の身体感覚と科学的知識の融合です。第Ⅲ章では細胞の行動原理とそれを可能にしている形や力を制御できる素材タンパク質としての「ヒモ」状の形をつくることができる摩訶不思議な細胞骨格について、第Ⅳ章では、自分が自分を分かるための触覚を利用した人間システム理解のための体操の紹介、第Ⅴ章ではともに自律的に生きている細胞と身体制御の類似点と相違点について、第Ⅵ章では、Ⅰ〜Ⅳ章を貫通する「かたち」を生み出すタンパク質と、異常な形故分解できないアルツハイマー病などのタンパク質の形の問題と、その異常をもたらさないためのタンパク質のお世話係のタンパク質（ストレスタンパク質。熱ショックタンパク質ともいう）の核心について紹介します。冒頭の問い（働きかければ応えてくれるシステムは何か）への答えの一つとしてのストレスタンパク質、とくに細胞の適応を高め、身心の適応能力を高めるストレスタンパク質の一つαB‐クリスタリンについて紹介します。

東京大学で二五年間、体育の実習をも受け持っていたことが、いつのまにか、身心をつなげる論理構築をする時間となっていました。基本から、つまり細胞から、地球から、重力・無重力、生命の単位や生命が生まれた場、生命誕生の基盤となっている場や要因から考え、かつ人間につなげて理解してゆくことで、解答を出していくことを目指しています。

生きることと、研究と生活、そして教育を、シームレスに全部つなげて説明ができるようにしたいという態度が身についてしまいました。それが人間の脳の基盤を育成し、自身が持っている能力をより良く活かす研究の立ち位置であり、自身への教育となり、他者にも適用できるにちがいないとの原理原則基盤に立って生きてきました。地球が大好きです。森・里・海を生み出した地球、その1Gという重力の場になった地球、その地球が生み出したミクロからマクロまでの細胞・身体・脳の形が生み出す魅力をリアルに生きることにしませんか。細胞と身体の両レベルで、未来に向かって変化しながら創発してゆけるオートポイエーシス的な存在なのですから。

二〇一八年三月吉日

跡見順子

【注】

＊1　人間の身体をつくっている細胞の数は、明確な根拠なく六〇兆個といわれていたが、二〇一三年、*Annals of Human Biology* 誌に発表された研究（Eva Bianconi ほか）により三七兆個と推定された。〔ii〕

＊2　(autopoiesis)　一九七〇〜一九八〇年頃、チリ大学の生物学者、H・R・マトゥラーナとF・J・ヴァレラが医学生らの質問に答えるために提唱した生命の有機構成（organization）を定義する概念。自己言及的であり自己決定的なシステムであるため、「自己創出」「自己産出」などと訳されている。本書で紹介する細胞レベルでは、細胞骨格のチューブリン・微小管システムの動的不安定性制御、身体

レベルでは、身心を一体化する行動や運動（本書で紹介する体幹体操や電車トレーニングも含む）は
その典型例である。〔iii〕

＊3　一九一四年新潟県生まれ。医学博士。お茶の水女子大学、横浜国立大学で生理学を担当。〔v〕

＊〔　〕は本文の頁数

「細胞力」を高める――「身心一体科学」から健康寿命を延ばす

# 目次

# 第Ⅰ章　「自分を知る科学」でフロントランナーとなろう

## 第Ⅱ章　身心一体科学――身体の外の自然と内の自然（細胞たち）をつなぐ

## 第Ⅲ章　あなたの身体に棲む「いのち・細胞」の行動原理を理解しよう

## 第Ⅳ章　自分を理解してみよう！──触ると分かる「かたち」「温かさ」

## まとめ

「細胞力」を高める――「身心一体科学」から健康寿命を延ばす

# 序章　働きかければ応えてくれる「身体」のしくみを解く鍵を求めて

## 一 「自分を科学する」から「身心一体科学」へ

### 身心一体科学とは

身心一体科学は一人ひとりが自分の体（身）と心（脳）が生きるルールを発見して、分離しがちな身心が連動して元気に行動力が生まれる科学《ソフィア》と実践知《フロネシス》を融合する科学です。〝人間〟である自分の身心がもっている「すごい力」をイノベーションにつなげる科学です。小宮山宏元東京大学総長が一〇年前に出版した『「課題先進国」日本――キャッチアップからフロントランナーへ』（中央公論新社、二〇〇七、以下『課題先進国』と表記）の課題に挑戦するには、身心一体科学が必要です。なぜなら、古くから日本にある身心一如の考え方や実践方法を、日々新しい発見がなされている細胞科学や脳科学、そして身体の学・運動の学から理解し、実際に身体に自ら働きかけながら融合・統合し、「〝腑に落ちる〟論理と方法」を確信しないと行動につなげる胆力が生まれないからです。IT時代に入りすっかり置き去りにされてしまった「実際に動かしながら生み出される身体の〝胆力〟」を育成して、初めて「課題」に自ら取り組む行動力が生まれるからです。

### 活動依存性に生きる細胞を生かすのはあなたの行動

未来を思うことができるのは人間だけです。和辻哲郎の『風土』（岩波書店、一九三五）は若い頃私を魅了しました。日本は、和を尊び忖度《そんたく》する社会です。そのメリットはあるものの、しばしば和は行動の自由を奪い、慣習から抜け出せなくする力をもっています。「まあ、やめておこう」と行動に移さないと課題は解決できません。それどころか、「活動依存性」に生きているあなたの脳の細胞たちを含めて身体をつくる細胞たちをも死においやることになります。運動しよう、と思うだけでは、細胞は運動が生み出す「良く生きるための刺激」をもらうことはできません。つまり、脳の細胞たちをアルツハイマー病行きの、筋肉の細胞たちをサルコペニア行きの電車に乗せてしまうことになります。細胞たちはつねに中身を入れ替えて生きています。つまり「変わる」ことができるしくみで生きています。間違ってできてしまったタンパク質も時々刻々と壊して、新しい刺激に応じた中身に変化させながら生きています。細胞レベルで変化適応できるからこそ、環境が安定している海で生まれた生き物も、過酷な陸での生活に死の物狂いで適応しながらいのちをつなぎ、ヒトまで進化しました。

## 「加齢＝老化」ではない

『課題先進国』の課題の一つはもちろん超高齢化社会への突入です。細胞は積極的に老化する遺伝子をもっているわけではありません。「加齢＝老化」ではないのです。ノーベル賞を受賞したiPS細胞で、細胞科学の進展は目覚ましく、つい最近も「サルでパーキンソン氏病の治療が可能」というニュースが新聞の一面を飾りました。しかし今、とにかく健康で生活している人々の身体の中には、幹細胞がたくさん生きています。これらの細胞たちは、あなたの行動や運動で死なずにキープしておくことができます。

## 三七億年の生命進化の基本戦略

身心一体科学は、「身」が先に来ます。これは三七億年の「必死で生きてきた生命」の戦略は、ヒトが生まれる前からあるからです。ダイナミックに環境とやりとりしてつなげてきたいのちを、人間としていかに引き受け、活かし、世界の課題を、先進国として解決する戦略につなげるのかが問われています。現在、生命科学は、生まれるまでの発生・分化のしくみの解明、薬の開発だけにつながっているおかしな世界となっています。生命とは何か、人間とは何か、動くとは何か、など、生命の基本戦略につなげて「人間が解決すべき課題」の答を出す必要があります。

## 「動け！日本」を動かす胆力を科学

イノベーションを先端科学につなげるというタスク・フォース「動け！日本」（二〇〇二〜〇三年）のワーキンググループに入っていました。東京大学のＭＯＴ（Management of Technology：技術経営）の初代教授である松島克守先生が主査、小宮山宏先生が委員長として主導した試みです。動かない日本をなんとか動かそうとして付けた名前です。日本には、実際に行動に起こすための生命の知恵を「動く」「実際にやる」ことで身体がもつ力につなげる文化がありました。戦後、日本が生み出してきた腰と腹を据えて立ち居振る舞わざるをえない畳みで生活する場がなくなりました。場が誘導する身体の形や姿勢を正そうという意識は、脳の領域を統合する中枢でコントロールされています。「怪しい」と思われがちな身心をつなげるスキルは、やっと科学で理解することができるようになったところです。ヒトは「心」を発見し、数千年をかけて人間の心を育ててきましたが、一九世紀半ば頃からの産業革命に呼応して「知識」だけが切り離されて科学となりました。その心を、自分の「身体」に向けて、科学の知識をつなげて、重力の下で生きている身体の力学も、細胞の力学にまでつなげる合理を希求する科学が身心一体科学です。偶然、体育という世界に迷い込み、人間を極めようとしている生理学の先生方に出会いました。半世紀かかりました。まだすべてがＥＢＭ（Evidence Based Medicine：根拠に基づいた医療）ベースというわけにはいきませんが、「腑に落ちる」科学的な説明を提供できると思っています。

## 二　毎日数分の仰臥位での体操で腰痛・膝痛・肩こりから解放

### 直立二足歩行で獲得した多様な動きと腰痛・膝痛

転ばぬ先の杖ということばがありますが、体幹を上手に使えれば、たとえころんでも、大けがにならないように身につけることができる体操があると良いと思っていました。おっちょこちょいで二度も足の骨折をしたことがあり、松葉杖を使ったことがありますが、治りかけてもう大丈夫と医者に言われても、杖がないと不安な感じが残り、杖を放すのも一大決心です。その意味で、森の木の枝に四本の手でつかまって木々の間を移動していたサルが、地面に降りてふらつきながらも草原を歩き始めたことは、食糧がなくなっての必然性とはいっても一大決心だったのではないでしょうか。それが私たちヒト、そして様々なスポーツや娯楽を楽しむ「人間への進化を導いた」という仮説は、もう少し真剣に考えた方が良いと思います。

働きかければ応えてくれる細胞が住むあなたの「身体」と上手に付き合っていますか。「立位で直立して様々な動作を上手にする」というのは、実はそう簡単なことではないのです。小学校から大学までの教育課程のなかで一度も正しい立ち方、歩き方、立ち居振る舞いについて教えていませんが、寿命が二倍以上に延びたのですから、もうそろそろ、国レベルで対策をたてるべきでしょう。

腰痛、膝痛に肩こり……それは細胞たちの叫び声です。細胞はあなたの身体から逃げも隠れもできません。叫び声は無視せずに正当に対応策を立てて痛みから解放してあげましょう。この本で紹介する臥位での体操をやってみてください。臥位ではあなたの身体の悪い癖が現れにくいから臥位で行うのです。私はこれで腰痛・膝痛・肩こりから解放されました。身心一体科学は、細胞と人間（の身体）の自立して生きている二つのレベルの声をきちんと聞き分け、両者をどう繋げば、答えをもらえるのか、解決策を提供します。

## あなたの身体の中の細胞も支点をつくり、力を発揮する

一つひとつの細胞がもつすごい力の一つが、力学応答するちからです。〇・一㎜の小さな細胞もまた形を作り、栄養物質やホルモンなどの化学的な刺激だけでなく外部からのメカニカルな刺激に張力を発揮しながら応答して生きています。これが私たち多細胞動物の細胞の基本形です。細胞が生きている場所は、私たちの身体の中——脳の神経細胞は頭蓋骨の中ですし、膝の細胞は、あなたが歩いたり走ったりするとコラーゲンやヒアルロン酸などの産生をアップして対応しながら生きています。あなたの一挙手一投足が、細胞が生きる刺激となります。まちがった姿勢や歩き方は、とくに関節や靭帯など力を伝える蝶番をつくっている細胞たちを痛めつけることになります。細胞を使っている研究者でさえ知らないもっとも基本的な細胞の戦略が、このメカニカル応答する細胞の基本形です。ピコ・ナノからミクロ、ミクロからマクロまで、物質と発揮する力を定量的につなげるにはまだ時間がかかりますが、日本にもアジアにもある身体技法が身体と細胞を正しくつなげるヒントをくれます。

## 背と腹の正しい関係を脳に理解させる身心一体科学

また歩行が困難になった人を人の身体の「理《ことわり》」から歩けるようにする理学療法学を学ぶ方々には、真摯に腰と腹の関係、つまり体幹制御と取り組もうとしている若い人たちがいます。身心一体科学の一つの柱です。もう一つは、そう、自分の身体を知っているあなたの脳や心です。脳や心をつくる細胞たちが解決策をだせるようなこころとのつきあい方を科学し、教育につなげるのが身

心一体科学です。

## 繰り返し行うことで細胞が適応を生み出す

運動やスポーツ、様々な勉強、楽器演奏や習い事、何でも繰り返して行ううちに上手になり、分かるようになります。若い方々だけではなく年を重ねても時間はかかりますが長期戦で日々継続することでｉＰｈｏｎｅやコンピューターが使えるようになったり、痛みのある膝や腰が、正しい動きを身につけることで痛みナシに快適に動けるようになります。そのように自分の身体に自分で働きかけることで、良い状態になる背景にはどのようなしくみがあるのでしょうか。

使用性肥大廃用性萎縮[*1]という言葉を聞いたことがあると思います。筋肉は、働きかければ、大きさや質を変化させる能力が大変高いのですが、これは骨格筋細胞と神経細胞が協力して生まれる能力です。働きかけるのは「わたし」で、「やろう」という意志が、脳神経細胞を電気的に興奮させて、骨格筋細胞に化学的に刺激を受け渡し、筋細胞の収縮を引き出すように、私たちの動物である身体は進化してきました。また、私が歩けば、脳神経細胞と骨格筋細胞だけでなく、歩く度に屈曲－伸展する膝や腰、足首、脊椎《せきつい》など、ほとんどの関節には、関節を作り替える細胞たちがいて受動的に刺激（ストレス）をもらい、関節をつくっている物質を、ゆっくりですが作り替えています。

**あなたが行動・運動すると、細胞が遺伝子を読みタンパク質を作り替えて、悪いクセも修正できる**

細胞や生命科学というと、最初から難しいと決めつけられるのですが、会場の多くの女性たちから理解と賛同をいただきました。「いのちある人間」の大きな可能性は、実際に繰り返し行うことで現実のものになり（「可塑性」という）自分への社会への力となります。脳の新しい回路をつくる可塑性だけでなく、すべての細胞は活動に応じて細胞自身の能力を引き出すことができます。「私が決心して実際に行動を起こすと細胞が応答して私を元気にする」という関係が、身心一体科学です。地球が生み出した生命・細胞は、三七億年かけて進化してきました。彼らのやり方を学ぶことで自身を元気に賢くすることができるのです。刺激・ストレスに応答して遺伝子を読み出しタンパク質に作り替える化学反応を行っているのは細胞の戦略です。必要に応じて変化する能力に長けているのです。

## 三　人間システムを教えていない教育

### 教育と科学は表裏一体

私は一九四四（昭和一九）年生まれです。私たちの年代はとても元気な人が多いようです。東京大学でも小宮山宏元総長、それから、胚幹細胞の研究で、ノーベル賞候補の浅島誠先生。みな同期です。

私は教育学部を出ており、教育学博士です。教育学部在籍が非常に長く、お茶の水女子大学に学部四年間、東京大学にも大学院で合計一〇年ほど在籍しました。だから、今は細胞とか遺伝子とか、物質科学の方法論で研究していますが、お話していると結論が全部教育論になってしまいます。東京農工大学で再度研究教育に携わるチャンスをいただき、様々な人間の教育につなげるこれまでの研究業績に対して、二〇一五年四月に科学技術分野の文部科学大臣表彰科学技術賞（理解増進部門）「いのちを知り生かす身心一体科学の啓発普及」を受賞しました。教育部門で受賞できたことは嬉しく思っています。

## 可能性のあるいのちを育てるには生命科学が必要

教育学部は人間の教育にターゲットしていますが、私が所属した保健体育学科は、やや趣を異にしていました。人間を考えるのですが、もう少し広く「可能性のあるいのち」というようなかたちでとらえ、モノゴトを考えています。病気の研究は医学部で行われていますが、私たちが健康に生きていることを科学する、人間の「いのち」を考え研究する、といういわゆる理系の分野は、恐らくまだありません。教育学部あるいは体育学部にはスポーツ科学や身体教育学、健康教育学はありますし、そこで運動生理学や栄養学などはありますが、「人間まるごと」、物質科学である生命科学から意志をもって行動する人間にまでつなげて研究・教育する領域はいまだありません。

## 身体の中の〝すごいシステム〟と仲良くなる

「人間の生物学（ヒューマン・バイオロジー）」という言葉に半世紀前に出会いました。医学部（生理学）から教育学部へ移った恩師・渡邊俊男先生[*2]に、ショシャール（Paul Chauchard 一九一二-二〇〇三）『人間の生物学――行動と思考の生理的基礎（*Précis de Biologie Humaine. Les Bases Organiques du Comportent et de Pensée*, 1958）』（八杉竜一・八杉孝三訳、岩波書店、一九五九）という本を読むように言われました。

そこには素晴らしい生命のしくみの世界がありました。科学、とくに生物は、実は嫌いだったのですが、自分の身体の中に素晴らしいシステムがあるということを知りました。それ以降、ずっと人間に興味があり、細胞や身体内のミクロの決死圏の中で起こっている「すごいこと」に感動して研究を続けています。そして、嫌いだった自分や自分の身体、生物も好きになったという人間です。身体の中には〝すごいシステム〟があるから、ぜひ皆さんに知っていただきたいと思います。自分の身体と細胞、互いにWin-Winの関係を気づいて初めて人間だからこそ発揮できる大きな力となります。

### 生涯自立して健康寿命を生きる

一人で日々の生活を送ることができるということを生涯可能にするのは実はなかなか大変です。私は約七〇年生きてきましたから、身体にもいろいろなことが起こりましたが、今現在は、以前にもまして元気に心地よく歩き活動しています。一人で自由に生き続けるためには、自分で移動し決断できるということが基本条件になります。元気なうちは、あまりに当たり前で、何を知らなければ良いかさえ身体運動科学を専門にしてきた私でさえ分からないのです。しかし膨大な知識を暗記するのではなく「人間まるごと」を研究するという立ち位置を崩さず、日進月歩の生命ある人間に関する基盤的な知識を取りこんで、ものの考え方のすりあわせをするだけではなく、日々の生活や自分の健康や行動のみならず日常生活の立ち居振る舞い・姿勢・歩き方にまでつなげてゆくことで次第に自分のシステムが分かってくるようになりました。現在のような超高齢化社会は、病気の研究だけでは救われないのです。年をとっても一人で生活できるためには、何を考え、日々の生活に入れこまなければならないか、その背景をお伝えしたいと思います。

## 四　成功事例を科学につなげてイノベーション

### 不断の努力は民主主義・生活習慣病予防の大原則

高齢者問題だけではありません。「人が人を殺す」のは最も重い犯罪で、絶対許してはいけないはずですが、現代の日本でも、不戦を誓った憲法を変えようという動きがあり、世界でも、テロや空爆が毎日のようにあります。今、人間社会があまり幸せな方向に向かっていないように思います。

そのような中で、実際に日々生活してゆくわけですが、具体的にはどういうことをするか、しなければならないかを考え、研究して、それができるようにしていかなければならないわけで、最終的には、日々の生活をどう良い方向に変えていくか、の戦略提起を目指さなければいけないと思います。民主主義も生活習慣病予防もただでは維持できません。不断の努力（憲法第一二条）が必要なのです。ギリシャ時代にもそのための様々な努力がなされていました。

## 栄養と運動をサポートするサプリメントと機能性ウェア

現在、私の東京農工大学の研究室では、卵殻膜を素材としたサプリメントの研究や化粧品の研究、正しい姿勢を誘導する機能性ウェア開発の研究をしています。ともに、生活する人間にとっての二大重要事項である、身体の動かし方や運動と栄養の見直しです。世の中には多くの運動や栄養の研究があります。先端科学から遠いと思われがちですが、健康寿命を延ばす、超高齢化社会に必須な戦略は、ありきたりの方法では通用しないのです。冒頭に述べたように、栄養も運動もそれらに応答するのは、細胞たちです。私は食べる人であり、運動する人です。何を食べるか、どれだけどのように運動するか、何を着て日々の活動をするのかは私が決めますが、決めた内容は本当に細胞たちにとって良い刺激（ストレス）になっているのか、どうしたら分かるのでしょうか。

## 長距離直立二足歩行が生み出した身体を見直す

生命には歴史があり、かれらのルールがあります。人の身体にも、進化の歴史があり、重力の場で立ち上がり長距離を歩くことが可能になった骨組みがあり、その骨たちをつなぎ合わせて形と重さ（体重）を移動するための千個もの大小様々な筋肉があり、関節をつくり、関節運動により動きを生み出しています。１Gの重力の場で立ち上がってしまった人間は、他の動物と同じように本能による反射運動が運動の基本を生み出しますが、それ以外の様々な活動を行うようにしてきた人間の歴史があり文化があります。それらは、必ずしも細胞たちにとって良い動きだけではありません。

## 生命の知恵・人間の知恵としての事例

進展目覚ましい細胞生物学や脳科学、あるいは重力生物学などの原理原則を、人間に応用して、展開することで、ホンモノの健康寿命を延ばす戦略が生まれると考えています。大学の定年間際からはじまったこの二つの実際に商品につながる研究は、実は、ともに、地球で生まれた生命の知恵や数百年も前からの人間の知恵がつまっている題材で、なぜ良いのか効果があるのか分からないものの、すでにすばらしい効果をもつ事例があることに勇気づけられてきました。これまで培ってきた科学研究の腕前を試されているのです。

## 五　ストレス解消循環適応進化

### 刺激＝ストレスがあるから、ストレスを元に戻すタンパク質を作って細胞は適応能力を高める

この本では、通常生理学では刺激と言っていることをストレスという言葉に変えています。それは、上手に働きかければ応えてくれる細胞のシステムにストレスタンパク質があることを発見したからです。ストレスというと悪いと思っている方がほとんどですが、その場合のストレスは多くの場合、精神的なストレスです。ストレスは、物理学では歪みです。地球上に創発した生命・細胞は、非生命が差が消失する方向（平衡）へと変化し続けるのに対して、生命は、環境との間に明確に「差」をつくり、その差分を一定の範囲内（内部恒常性という）で維持するための活動をし続ける存在です。この囲いの中の恒常性を乱すのがストレスです。

### 良いストレスと悪いストレス

皆さんが行うストレッチもストレスです。熱や圧力、引っ張り、光など地球環境の中で生まれた「いのち」をつくる材料と、生命を生み出した「地球環境（とくに重力）」や、他の環境因子との相互作用、つまりストレスに対して元に戻そうとする活動が、細胞たちが絶え間なく行っている活動です。マイルドなストレスは、私たちの仕事のようなものです。今日もやることがある、やりたいことがあ

るのは幸せなことです。細胞も日々、刺激（ストレス）に適切に応答していたいのです。なぜかというと、ダイナミックに応答するように生まれたのが生命だからです。ストレスが全くない状態も、強すぎるストレスも、弱くても四六時中掛かり続けるストレスも悪いストレスです。

## 六　古代ギリシャと世阿弥——身体という原点に戻る

### 汝自身を知れ

このような知識だけではなく、生命の知恵が詰まっている身体を、細胞の身になる、自分自身を対象化してみる、さらには、当たり前の自分が意識をすることの問題をも対象化して、少し離れたところから評価することが重要であることに気づかされてきました。これを古代ギリシャでは「汝自身を知れ（gnothi seauton）[*3]」といい、日本でも自分の舞い姿を離れた地点から俯瞰してみることを教えた世阿弥が、『花鏡』で「離見の見」と言っています。

### 身体でやってみて理屈をみつける

理屈で説明できないと気味が悪いという性格であることは考えてみれば幼少時からもっていたようです。身の回りのこと、自然界のこと、この頃は社会的な人間が行う活動にもいのちの原理からの判断をする「生命哲学」が必要ではないかと思っています。合理性のヒントは、必要なら、自分でやってみる、試してみるなかで生まれます。とくに体育学の分野で、様々な実験を自分自身の身体を対象に行ってきたこと、やってみる態度を身につけてきたことが、現在の成果につながっています。

## 細胞の力、人間の力「胆力」、そして先端知

何事にも先駆者がいます。卵殻膜とウェアの両研究は、それを支えてくれている企業の先駆者の挑戦があり、そこに合理性を見出すことができただけではなく、自分の中にある偏見がクリアされ、新しい発見につなげていく糸口が見えてきたこと、そして何よりも、「商品」を通じて、私自身が元気を維持していること、身体のもつ大きな可能性を引き出す糸口を与えてくれたことに、大いに感謝していることを、前もってお伝えしておきたいと思いました。病気ではなく、生きている私たちの存在を健康に維持する基本は、栄養と運動と、それらを実行する意志です。アジア・日本で生み出した武術・身体技法は、身体の使い方から人間として自分を生かす方法を開拓してきました。偶然とは思えない卵殻膜と体幹制御ウェアの研究との出会いは、実は先端科学から取り残された人間のコアの部分を強化することが見えてきています。

【注】

＊1　多細胞動物の組織の中でとくに骨格筋にみられる性質。「使用」とは筋を収縮させることで、繰り返

し収縮すると張力発揮と連動した様々な化学反応が細胞のタンパク質合成系を動かし、収縮タンパク質が増加して筋は肥大する。一方、使わない（収縮させない）時間が長いと、収縮に必要なタンパク質の合成系は刺激されず、タンパク質分解の対象となる。その結果、筋が萎縮する現象を指す。〔10〕

＊2　↓はじめに＊3参照〔13〕

＊3　デルポイのアポロン神殿に刻まれていたという格言。現存はしていない。〔18〕

＊〔　〕は本文の頁数

# 第Ⅰ章　「自分を知る科学」でフロントランナーとなろう

## 一　『課題先進国』における「教育への挑戦」

### 山積みの問題も「課題」に変える

小宮山宏先生の『課題先進国』の本を読み返し、その後に書かれた「知の構造化」「新ビジョン二〇五〇」へと続く社会変革への問題提起と解決のための実行力を日本国民が皆持っていたら日本は世界のトップを歩くことになります。実は先生自体が膨大なる知識に埋没せずすべてを自らやってみる行動的な生き方が身についているからこそこの本が生まれ、未来に向かって歩み続けておられるのです。私もまた別の角度から、多くの人々が、フロントランナーとして走り出すお手伝いをしています。現在、提唱している「身心一体科学」は、元は「自分を知る科学」「自分を知る教育」で、標題の「教育への挑戦」は、二〇〇三年に出版された『動け！日本』(動け！日本タスクフォース編、日経BP社) の第六章のコア概念です。

### 「動け！日本」と「教育への挑戦」が身心一体科学の始まり

小宮山宏先生との出会いは、「動け！日本」プロジェクトです。「動け！日本」は、小宮山宏先生が東京大学総長になる前に、東京大学のイノベーション知を集めて、先端科学の知を教育や産業につなげて日本を動かそうとするものでした (二〇〇二～〇三年)。このプロジェクトのワーキング・メンバーに教養学部からただ一人のメンバーとして参加できたのは、主査の松島克守先生の慧眼です。体育の先生が「細胞」を研究している！　それは大事だ。健康科学は、これからの時代に大変重要だ、必須だからといって、学部長、病院長、研究所長などを中心にそうそうたるメンバーが集まっているワーキンググループ（WG）のメンバーとなりました。

なぜ、工学部の松島克守先生との出会いがあったのか、学部長でもなく教室主任でもなかった当時の私が、なぜWGのメンバーへのお誘いを受けることができたのでしょうか。

松島克守先生は、吉川弘之総長を生み出した工学部の研究室の出身、IBM社から東京大学のMOT教授として戻ってきた方です。「俯瞰通信」というメールマガジンからも分かるように、広い教養あふれる工学部教授のお一人です。東京大学の教養学部では実技としてバドミントンを指導していたのですが、当時受講生であった現・東京大学情報学環の伊東乾准教授が安田講堂で音楽会を開くというメールを受け取り、これは尋常なことではない、ともかくでかけてみることにしました。二〇〇二年のことでした。そこでシンポジウムの司会をされていたのが松島先生です。

## 体育講義が必修から外れ、ただやるだけの授業になった空白の一〇年間

その頃私は、教養学部身体運動科学研究室の教授として、「講義が必修ではなくなった教養学部の体育必須実技」をなんとか「ただスポーツをするだけの授業」から、自分の身体の面白さ・素晴らしさを学んでからスポーツに取り組んでもらえるようにするには、どういう方策があるかと日々模索し

ていました。

教育政策というものはなかなか難しいものであることは、この頃の日本をみていてとくに私たち長年生きてきたものは身にしみて分かります。一九九一年の国立大学の必須授業の数を減らすという施策も含む「大綱化」により、それまで体育実技と講義の両科目（身体に関するソフィアとフロネシス）が必修だったのが、「保健体育」の講義は選択に変わり、実技だけが残りました。この保健体育の教科書には、フロネシスの言葉を大事にしていたアリストテレスやプラトン、知徳体のスペンサー、アクションプランを実行したケネディー、健全な心は健全な身体に宿るとしたユウェナリスなど、一九世紀以前に人間を追求していた賢人たち、それらを行政から支えた政治家たちについても紹介されていました。

講義を受講していた学生たちのアタマに最低限の記憶として残ったのが赤筋と白筋（遅筋と速筋）でした。当時は収縮特性から、遅筋はエアロビクス、速筋は筋トレとつながり、体力トレーニングにもメカニズムにつながる話として定着していました。まだメタボリックシンドロームなどの言葉が飛び交う前のことです。ところが空白の一〇年間の間に医学部に進学した学生さえ、「運動」を科学として位置づける脳の場所がなくなってしまったことが分かりました。

## 科学の領域から消えた「運動の科学」、そして不活動が死因の第三位

約半世紀前は、環境生理学の中に運動関係の知識が入っていましたし、東京大学医学部の中にも運

動科学を推進されておられる方がいました。しかし分子生物学が台頭してきてからは、分子生物学から立ちあげていない研究室は六〇歳以降の延長を認めないようになったようで、今は運動関係の研究室はないと思います。日本の生理学の教科書には、すでに「運動する身体」の項目が消失して久しい昨今、二〇一一年には、不活動が死因の三位となり毎年五万人の人が、不活動が原因で亡くなっているとの厚生労働省の報告書がだされました。

### 健康寿命延伸のための身体活動

東日本大震災のあった二〇一一年には、英国の有名な医学誌ランセット（Lancet）が、「平均寿命」及び「健康寿命」世界一となった日本の皆保険制度を紹介しています。ランセットでは、その後、ほぼ毎年のように、不活動の害や、身体活動により健康寿命延伸効果に関する疫学的な論文が次々だされています。また二〇一五年の新ユネスコ憲章では、人権としての「身体活動（physical activity）」を保証すると明言しました。運動は、「最良の薬」であるとの論文もでています。その中には、収入が多い人たちでも不活動が蔓延していることや、医者が運動を推奨していないことなども問題としてあがってきています。

### 東京大学の一年生三〇〇〇人への「自分を科学する教育」

東京大学は教養学部を残している唯一の大学かもしれません。敷地も異なるので改変はあり得なかったのかもしれませんが、ハーバード大学や日本の国際基督教大学（ＩＣＵ）は、四年間が教養学部のようなものです。多くの研究者を輩出してきたのには、先見の明があったということです。どんどん進む科学をフォローするには、広く豊かな教養がもっとも大事です。しかし、そのような場がほとんどない日本でいかに有効に教養をつけるか――その答えが身心一体科学です。

人間を理解する、自分を理解するのは、文理を分けず、物理化学反応で変化を保証している生命のしくみと、今、ここに立ち、歩き、仕事をしている自らの理解や実践のしくみを、理解してつなげるのです。知識や論理と、実際に自分でやったり身体を動かしてみると、身体の動きから分かることも多いのです。もちろん東大では一九九三年に文理を問わず必修になった情報基礎も生きてゆくためにも必須ですが、情報教育棟で三〇〇〇人が必修科目として授業を受けるなら、三七億年の生命情報についての知識を学ぶ生命科学の必修化はもとより、一〇〇年を超える寿命を全うするためにも、動く自分の身体を多方面から学ぶ身体運動科学棟を建設し、やるだけのスポーツではなく、その前にスポーツをする身体、動く身体、生きている身体のダイナミクスを学ぶ教育棟での「自分自身を科学する」場をどうしても構築しなければならないと思っていたのです。身体を置き去りにして人の「妄想」をも生み出す脳が机上の空論として生み出した「知」が独走してしまうと、つまり「いのち」の尊厳が期せずして消失してしまうのです。

『動け！日本』の第六章には「教育への挑戦」という章があります。ここに掲載されているのが、私が描いた夢です。身体、動く身体を科学で知る。エナジェティクス、メカニクス――。私たち人間は、自動機械のようにほぼ自動的に動く身体をもっていますが、それだけでは他の動物と同じです。自分を知るようにはつくられていない生命体、自動的に進行するシステム。しかし長寿社会は人工的な介入によりもたらされました。しかし、残ったのが、「動く」ことを面倒がる人間です。死因の三位が不活動というわけです。「動く」ことはシステムを協調させて回すことです。自律分散協調系は、動くなかでは協調して稼動しますが、種の保存の役割が終わった身体、活動しない身体は、壊れて餌となります。それがサルコペニアでありフレイルです。

でも、安心してください。細胞の生存は「活動依存性」、つまり細胞は活動の仕事をもらうと必死で生きていくようにシステムが回り始めるのです。あなたが生きよう、元気になろう、と決心することで、細胞たちがそれをサポートするように活動するようにできています。多細胞動物の細胞たちのコミュニケーションを高め、みなが協力して生きようとします。

## 人間も生物であり、あなたの身体には刺激を与えると活性化する細胞が生きている

小学校から大学まで体育の授業はあります。しかし、身体のことは東京大学生も東京農工大生も何も知りません。運動すれば体力があがる、そのメカニズムもまったく知らないのです。これは、生物学をとらず化学と物理で入試を突破した学生だけではありません。生物のムシやカエルの生態や発生は知っていても、自分の身体とそれらはまったくつながっていないのです。身体のことを何も知らず

にただスポーツをやる授業だったのです。半世紀前の私も同じようなものでした。

細胞の中も外も化学反応で時々刻々と変化があり、活動・運動していれば、基本的には細胞が生きる方への活動を協調して動かします。しかし活動していないとき、すなわち睡眠のように昼間の活動のリカバリー時間（八時間）は、回復の戻りのための活動をします。これは若い人の場合です。ところが、これが高齢者になると今度は、自分の身体が種の保存に関係がなくなったためなのか、身体——とくに筋肉は、タンパク質の供給源となりどんどん分解される方向へと切り替わります。これがいきものの戦略のようです。

進化が保証しているのは、種の保存であり、生態系の保存です。両者は、個の保存を第一にしてはいないのです。人間が結果的に選んできた人間主義は、自然の法則を知った上で、個人の幸せのために、自然の法則をどう行かせば良いのか考えなければいけない時代に入っているのです。生命科学は進んでいます。脳科学も進んでいます。私たちは一人ひとりのかけがえのない人生を活かすことができる時代に生きています。すべての人々の幸せのために繋がねばならないのですが、そのような分野を受け入れる研究者さえいなくなりつつあります。課題を解決するために、人工的な方策だけではなく、自らの内の自然の法則を知り生かす工学・科学・医科学が、今、求められているのです。

## ただやるだけではなく、ことば（論理）にするのが身心一体科学

三七億年の歴史をもつ身体には、ほとんどの学問体系を説明するための現象・原理がそろっていま

す。化学、物理、生物、地学（細胞は、置かれた場で形を決め、役割を決める）をベースに人間の科学につなげることが必要です。つなげるには言葉、論理、人間が共通に理解するための「ことば」にしなければなりません。

他の生き物と異なり人間は、複雑な心や複雑なメカニズムを説明するに足る言葉を発明しました。そのような言葉を音として発することができる身体を生み出しました。言語学は専門家にお任せするにしても、それ以前に様々な音を発する身体のつくりはどのようになっているか、どのように進化したか、考えたことがあるでしょうか。複雑な内容のあることを話すには、まずは多様な「音」をつくれなければなりません。日本語は、五十音・文字（現在は四五音になってしまいましたが）、英語のアルファベットは二六音・文字あります。単語の生成ルールが異なるので簡単に比較はできませんが、音をつくり出す口腔の構造、唇、そして摩訶不思議な舌筋の動きや咽頭での音の拡大や長音を生み出す呼吸方法など、ちょっと考えただけでもファインで繊細かつ複雑なつくりと動きが必要です。赤ちゃんはこれを視覚や聴覚などを総動員して、担当するミラーニューロンの活動に支えられて模倣して覚えます。一緒に住んでいる孫たちが「人間になってゆく活動」を見ていますと、驚異的なできごとです。文字を書くことも文章をつくることも〝すごい〟ことですが、音を発し、ことばでコミュニケーションをとることを可能にした人間の身体と脳の活動に、今さらながら驚かされます。すべての子どもたちがもっている大きな可能性を開花させることに、私たちは最大の努力をしなければならないのではないでしょうか。言葉は、本に、書き物に残り、そのまま「変わらない知識」として残ります。

使って良い言葉と使ってはいけない「言葉」があるし、残さなければならない知識と替えなければならない知識があります。すべての人間は言葉を話し、体を動かし、そして自分を理解することができます。もちろんチンパンジーとは異なり現実から根本となる原理を読み解く抽象化能力を進化させてきました。誰一人として同じ人間はいません。一人ひとり異なる経験から生まれる異なる心の世界をつくっています。脳の回路は活動依存性に回路が残されそして緊密なネットワークができてゆきます。同じ場所を二人の人間が共有できない限り、一卵性双生児でさえ、異なる脳を創るのです。

あたまのよい京都大学霊長類研究所のチンパンジーのアイちゃんでさえ、明日を心配しない。明日を心配する脳の回路はないのです。人間には、人間として生まれた責任があります。他の動物のいのちも人間の知恵にかかっているのです。

## 二　ソーシャル・ウィッシュと女性が直感する「いのち」の問題

### 日本文化への親和性とアジアの考え方が生み出す「いのち」

混沌とした世の中でどう生きるか、なかなか解答をみいだすことが難しいものです。座禅をやったこともないのですが、自ら解決策を求めるしかないと若いころから感じていた私は、風土に解を求める和辻哲郎の考え方と、その風土が生み出した日本文化に親和性を持って生きてきたように思います。

体育学とは縁遠かったはずの私が人間を発見した場が体育学だったことから、常に「動く人間」「動く身体」をなんとかサイエンスの俎上に載せないといけないと必死で生きてきたように思います。動く身体の代謝などの化学反応とは異なる「人間」そのものを身体や意識ともつなげてみる目をもつようになったのは、武術（太極拳や合気道）に出会ってからです。これで私の研究も教育もつねに自分の身体への意識がゼロにはならず、身体のかたちや動きをいつも忘れずものをみる、つまり具体的、身体的になったと思います。このような態度は、以前から、日本的な考え方、あるいはアジアの考え方が自分には合っているな、と思ってきたこととつながるのかもしれません。若い頃、書道が大好きだった私は、茶道にも挑戦したことがあります。でも、「しびれる正座」を自分に納得させることができず、せっかくの私の決心も一ヶ月で茶道のお習いごとは終わってしまいました。今ならば、この「しびれ」もサイエンスとして納得できるところですが、当時そういう考えにおよんでいれば、茶道を身につけることで身体の間や身体を介したコミュニケーションがもう少し身についた自分が育っていたのではないかと思い残念です。日本文化の代表である茶道も正座もサイエンスにしてみたいですね。女性の教育を日本で初めて学校という場にのせた跡見花蹊先生（一八四〇〜一九二六）の足跡を辿ると、先見の明に驚きます。日本の文化を哲学や文化の型で継承させた人は男性ばかりではないことに意を強くします。

ボストン美術館蔵の葛飾北斎の浮世絵を紹介した美しい本を見たことがあります。その中での動きある人間のデッサンは、見事に制御されている「人間」の身体の妙を現しています。ＮＡＳＡの生命科学研究所の女性の所長・ヴァーニカス博士は、『G‐コネクション（*The G-connection:Harness Gravity and Reverse Aging*, 2004）』[*1]という本の中で、日本には、重力を上手に利用した日常の生活があったと褒め称えています。歴史と地理を考えながら、そこに生きる人間のコアの部分を科学にしてゆく領域ができると、どんなにか面白いだろうと思います。人間の未来が模索されている時代に、今一度、研究と教育は表裏一体と考えてきたこれまでの自分を、日常における身体やモノの考え方を構成的学問（図Ⅶ‐1〔一八五頁参照〕）に組み直した研究と教育につながなければと思い始めています。

## 「汝自身を知れ」が私を解放する

古代ギリシャの格言に「汝自身を知れ（gnothi seauton）」[*2]という言葉があります。日々の生活の中での様々な出来事、習慣、身体の所作などを、常に対象化して、「今の自分の行動は何だろう？」「この歩き方、座り方はどうか」などを、時々振り返ることが大事なのです。

日常生活の中で、人は常に油断し、ほとんど科学的に考えたり振る舞ったりしていません。男性は家に帰ると、ごろんと寝たまま何もしない、というような家庭が日本では当たり前にあります。それを踏まえると、やはり日常や生活周辺からでなければ、人間にとって必要なことを科学するという世界は、生まれないのではないかと考えています。

## 男女共同参画学協会連絡会の委員長とソーシャル・ウィッシュ

二〇一〇年の夏、NPO法人「森は海の恋人」代表・畠山重篤さんの「森は海の恋人」という話を聞きました。まったく知らない話ばかりで大変驚き、また森・里・海から日本活性化戦略まで、ほとんどすべてが入っていると思い感動しました。その翌年です。二〇一一年三月一一日に東日本大震災が起こりました。

その頃私は、男女共同参画学協会連絡会[*3]の運営委員長をしていました。日本宇宙生物学会の男女共同参画委員長として、三・一一を迎えたわけです。

連絡会では毎年一〇月にシンポジウムを開催します。通常、ワークライフバランスや、ポジティブアクション「二〇三〇問題」などを議論しています。しかし、この年は三月の大震災で多くの方が亡くなっていること、福島原子力発電所事故など、「いのち」に関わる問題が全面に出てきた状態で、研究者として反省しなければならないことも多く、また、女性たちがいのちのことを知らないのは良くない(たとえば、自分が生きているメカニズムを知らないで生活習慣病になってしまうなど)と思い、シンポジウムのテーマを「ソーシャル・ウィッシュ(社会の期待)」にしました。

そのときに、日本の「いのち」に関わる問題を調べてみました。二〇一一年五月の文科省科学技術政策研究所の調査では、科学者への信頼が一気に低下しました。福島第一原発事故の影響であるのは、いうまでもありません。シンポジウムでは、「科学者は、ソーシャル・ウイッシュを考えながら研究をすべきだ」と、元東京大学総長の吉川弘之先生が発言されていました。「いのちのシステムを理解する」という教育は、もう半世紀やっているはずなのに、作家のなだいなだ先生には、「常識こそ問題である」こと、「狐憑きは教育を受けない女性たちに多かった」ことを指摘され、また評論家の樋口恵子さんからは、「寿命が五〇年から一〇〇年に延びたのに、社会政策が何も変わってない、戦後から変わっていない」と指摘されました。

## 「いのち」を担う女性の脳

同シンポジウムでは、さらに脳科学者の菊池吉晃先生から「『いのち』を担う女性の脳」というタイトルで、お話をいただきました。「脳には男女差があり、男性を被検者にすると脳のデータが出ないテーマがけっこうある」とのことでした。男性被検者の脳は、感じ方がばらばらだということです。親が「子どもを愛する脳の場所を知りたい」というデータでは、当然被検者は女性（母親）でした。

そのときのソーシャル・ウィッシュは、私にも響き、今は身心一体科学という言葉で、心の問題まで解決策を出したいと思っています。

## 三　森と海、心と身体をつなぐ行動と科学

### 「心の問題」は実験科学的行動で解く

私は大学は文系、教育学部に入りましたが、自分が文系タイプだという意識は小さいころからありませんでした。体育学には文理のすべての領域があります。迷ったあげく、三年生の秋に一大決心をして、生理学研究室に入ることにしました。それ以来、自分の身体でやってみて、データをだし、それを解析するという身体生理学の実験や測定を通して、自分の身体でのリアルを確かめながら、モノゴトをお話しするという理系でもあり、ある意味、芸術家のような実技で勝負という感覚も育成しながらモノゴトを判断する括弧づきの理系的人間になり、また科学者として生きることになりました。

「実験科学をする」あるいは「事実に基づいてモノゴトを考えるアタマに切り替える」ということは、「心の問題」を解決する一つの手段を提示します。嫌なこととか、うつ病になりそうなことがあっても、実験をして、サイエンスで考えるというように頭の使い方を切り替えると、くよくよした思考モードに落ち込んでいる脳から離れられるのです。

このことは、男性もですが、女性の皆さんに、とくに知って欲しいです。やはり女性は家庭にいる方が多く、家事に追い回されたり、他人と話をせずに生活していると、内気になりがちです。そんなときに、頭の使い方や身体の使い方を、サイエンスで考えるようにするとよいと思います。

## 森と海をつなげる落葉樹の植樹祭

三・一一の大震災を通じて、日本を支えてきた、日本人男性たちの素晴らしさを知りました。一人は、宮城県気仙沼市の漁師であり、前述のNPO法人「森は海の恋人」代表でもある畠山重篤さんです。日本という国は自然が素晴らしいのですが、表裏一体で、地震が起こったり、津波が来たりと、脅威も多くあるわけです。その自然の中で、人間がどう生きるかという問題に、真正面から相対している方々が、日本の津々浦々にいるということを発見でき、また、日本再生の戦略が発信されているとも感じました。破壊が進行している自然を壊さず共生する道を見出そうと、京都大学フィールド科学教育研究センター（フィールド研）の田中克先生と一緒に活動の輪を拡げている畠山重篤さんと、「人間のいのち」を生かす環境づくりも一緒に考えていきたいと思っています。

## 「ダッシュ」の対津波訓練が二九二六人の子どもを救った

もう一人が防災工学研究者の片田敏孝さんです。三・一一の津波がくる五～六年前から釜石市に通い、防波堤があるからと安心して津波に備えた防災訓練をしない子どもたちへ、「最善を尽くして逃げる」防災教育を学校の先生方も巻き込んで行っていたのです。本当に津波がきてしまい、六名ほどの子どもたちが犠牲になりましたが、残り二九二六人の小中学生を助けることができました。子どもたちが大人も巻き込んで数年前から津波訓練をしていたわけです。

現在では、科学者でなくとも遺伝子を知っています。しかし、人々が知っているのは、自らの意志で、活動依存的に遺伝子を読み出しタンパク質をつくるセントラルドグマではなく、親から譲り受けた遺伝子を受け入れてあきらめるだけの決定論であることが多いのです。このような間違った知識が、人々から努力する心を奪い、行動を阻止し、運動は最良の薬だとは知ってはいても、実際に運動する人はなかなか増えないのです。科学・知識・教育が、「生きる」ことにつながっていないのです。科学技術立国のはずなのに、防災も生活習慣病予防も実効が上からない問題の原因は、知識の誤った理解であり、自然の間違った理解です。片田敏孝さんの防災教育が一九二七人の小学生と九九九人の中学生の命を救ったのは、「逃げる」(=走る)という生存原理、運動の根本原理を、「堤防があるから大丈夫だという思い込み」から解き放ち、活かしたからだといえるのです。

そのような男性たちもいるわけですが、一方で、日本は世界的に見ても男性の自殺率が高い国です。日本以上に自殺率の高い韓国も含め、その理由には文化や考え方が影響していると考えられ、その中に自分のいのちを軽視するような文化があると推察します。

## 四　日本人女性の寿命の中身

### 日本人女性は金食い虫か

日本人女性の寿命は世界一であることを誇りに思っていましたが、実は以前、高齢女性が医療費を上げているのだと指摘されたことがあります。データを調べてグラフを作りました。新聞の一面では素晴らしいニュースとして紹介される、女性の長寿命の中身が、実は七五歳で五〇%、八五歳で七五%が要介護である（図I‐1）ということになり、「金食い虫は女なんだよ」と言われ、ショックを受けました。とくに身体や健康に関して、産む性を担う女性は何かと大変です。私も子どもを産んでいますし、子どものことで悲しい思いもしています。そのような中で人生の最後は寝たきり、というのは私自身も避けたいし、この状況は何とかしなければいけないと思っています。

### 「いのち」・武士道・憲法

放送大学の客員教授として最終講義をすることになった二〇一五年のことです。世の中がとても危うい状態になっている、と、身近に感じるようになりました。私は日本が大好きですし、やっとなんとか自分の研究から高齢化社会の健康戦略を出せるようになったと思っていたら、社会がおかしな方向に進んでいることに気がつきました。

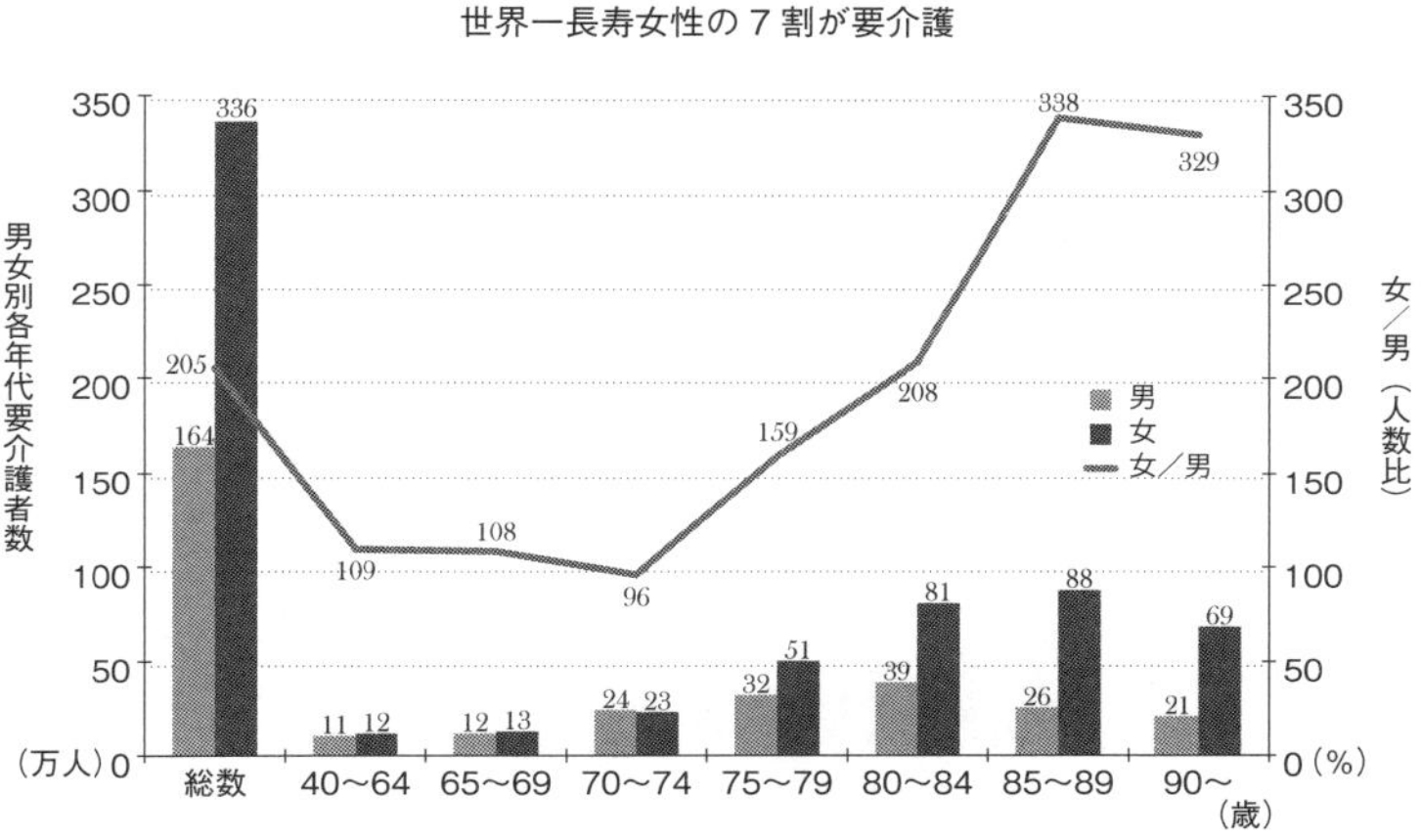


**図Ⅰ-1　性・年齢階級別にみた要介護者の構成割合と男女人数比**

男女の要介護が必要な人数（全体を100%にして男女の人数を反映させた要介護人数〔%：左軸〕）と男性に対する女性の比率（右軸：折れ線グラフ）。棒グラフの上の数値は実数（万人）で、上下の数値は各々男女の実数。全要介護総数は500万人。

出所：総務省・統計局、2010

『茨城新聞』の「論壇」欄に五回の連載をすることになり、自分の専門である生命や身体だけではなく、心や社会について、自分の言葉で発信するチャンスをいただいたのがきっかけとなりました。

　私は心理学に疎いため、心を、身体から、あるいは日本の社会や文化の中で位置づけようとして、気になっていた新渡戸稲造『武士道』（一九〇八）や、戦後の歴史について書かれた本、「日本国憲法」などを読みました。

　放送大学の最終講義のタイトルは、「健康な日本人の新しい生き方――宇宙、生命、武士道、第九条から解く」。つまりキーワードは、「武士道・第九条と『いのち』と『こころ』」です。人間の科学を「身体」を軸において追究してきたので、原点は地球上の重力。案内文は、「宇宙実験で重力を、生命科学でいのちの尊さを、武士道で体幹と精神性を、第九条で世界の中の日本を、科学し発見してきました。聞いてください」というものでした。

それまで、憲法は第九条しかアタマに入っていませんでした。小さい頃から様々な問題を抱えていても、「良いモノは良い」から変える必要がない、との思いでしたので、憲法第九条はある意味、心の拠り所でした。今まで通して読んでいないというのが問題ですが、この機会にすべて読むと決心しました。

男性諸氏には、「細胞」にいのちを察するという視点だけでは、なかなか「いのち」の本質を理解していただくのは難しいと感じたこれまでの経験から、「精神性」という言葉を初めて使うことにしました。そして、地上での実験の対照環境として無重力環境をシミュレートする宇宙、生命の単位である細胞、そして世の中の方向性や身心問題への解答を求めて、新渡戸稲造の『武士道』を読むことにしました。最後まで読むことがこんなにつらかった本もそうありません。これはまさに「死からすべてを考える」。逆説的だと言われても、死は死なのです。死が立ちこめて圧倒的に死の世界なのです。読み進めるうちに、この本は私の世界ではないな、と思いました。

本当に武士道の世界は必要なのでしょうか。男性として生きること、人間としてだけではなく、男性の教育に必要なのか。今、答えはありませんが、世の中の危うさは、武士道が求める精神性が問われなくなった現代社会を、誰がどの方向に牽引するか、その論理は何か、「いのち」は通じないのか——そのような議論が行われないことそのものにあるのではないでしょうか。教育原理の中で、武士道は大事なのか、総合的に議論すべき余地があるのではないかと感じます。

太極拳や合気道などの武術を実際にやってみて、最初に感じ、期待したのが、身体性を抜きにした精神性というよりは、身体の使い方、つまり身体を動かしたり、所作を生み出すときの意識のもち方や、意識の向かうターゲットの問題から、精神性につなげることができるのではないかという期待でした。今でも答えは分かりませんが、まだその希望を捨てていません。

「こころ」を憲法第九条につなげた『茨城新聞』「論壇」のタイトルで公にしたことが、一つの転機になりました。せっかくなので、いのち、身体、心、社会を、自分の立ち位置から再構成した教育プログラムを展開しようとした矢先に、ある方面から「ダメ」が入りました。「忖度《そんたく》」という言葉も知らなかった私は驚きました。東京のど真ん中で、「第九条」にダメが出る、そんな社会が到来していることに愕然としたわけです。

今、日本国憲法の下で、私たちは様々な自由を保障されています。憲法を通して初めて分かったことは、思いもよらない「人権」問題です。自然科学の研究者になって忘れていた、社会的な人間の存在の危うさを思い出しました。戦後七〇年を生きてきて、すごろくの最初に戻るとは思いもよらず、うつ病にかかりそうになりました。自分の立ち位置がしっかり定まらないと、科学はできない。それから十数冊、現代史の関連書籍、あるいは「憲法」関連の本を読みました。これまで求めてきた「いのち」の出発点をどこにするのか、人間の存在を改めて再定義する必要に迫られました。

## 五　ストレスに応答して生きる――自然環境ストレスと社会環境ストレスを考える

### 生命の根源を支えるストレス（刺激）

現在、東京農工大学で工学部の学生を対象にした授業や、健康の考え方や細胞からの「いのち」の考え方、そして健康のための体幹体操の指導などを公開講座として行っています。また、頑張れば応えてくれる、身体のメカニズム解明の鍵となるストレスタンパク質との出逢いから、環境への応答というかたちで、生命、健康、いのちを位置づけています。この場合の環境とは自然環境のことで、環境との相互作用で生まれるストレスは、熱やメカニカルストレス（機械的刺激）です。しかし、人間を対象にしたとき、多くの人々は運動のストレスではなく、精神的なストレスをイメージするでしょう。熱に対して応答するという研究がこの分野を主導してきたので、熱ショックと、これで誘導される熱ショックタンパク質が有名です。しかし、私自身がうつ病になりかけたストレスは、世の中の不安であり、戦争への危惧であり、自由の剥奪です。

これまでにも、男性社会の日本において、女性には様々な意地悪がありましたが、それらは、自分の対処でなんとか対策をみつけられるものでした。しかし、この社会的な不安にはどう立ち向かうべきか。逡巡した結果、これにも「科学」で立ち向かうことにしました。

後に述べるホメオスタシス（恒常性）は、通常、化学要因である温度やpHだけでなく、ストレッチ

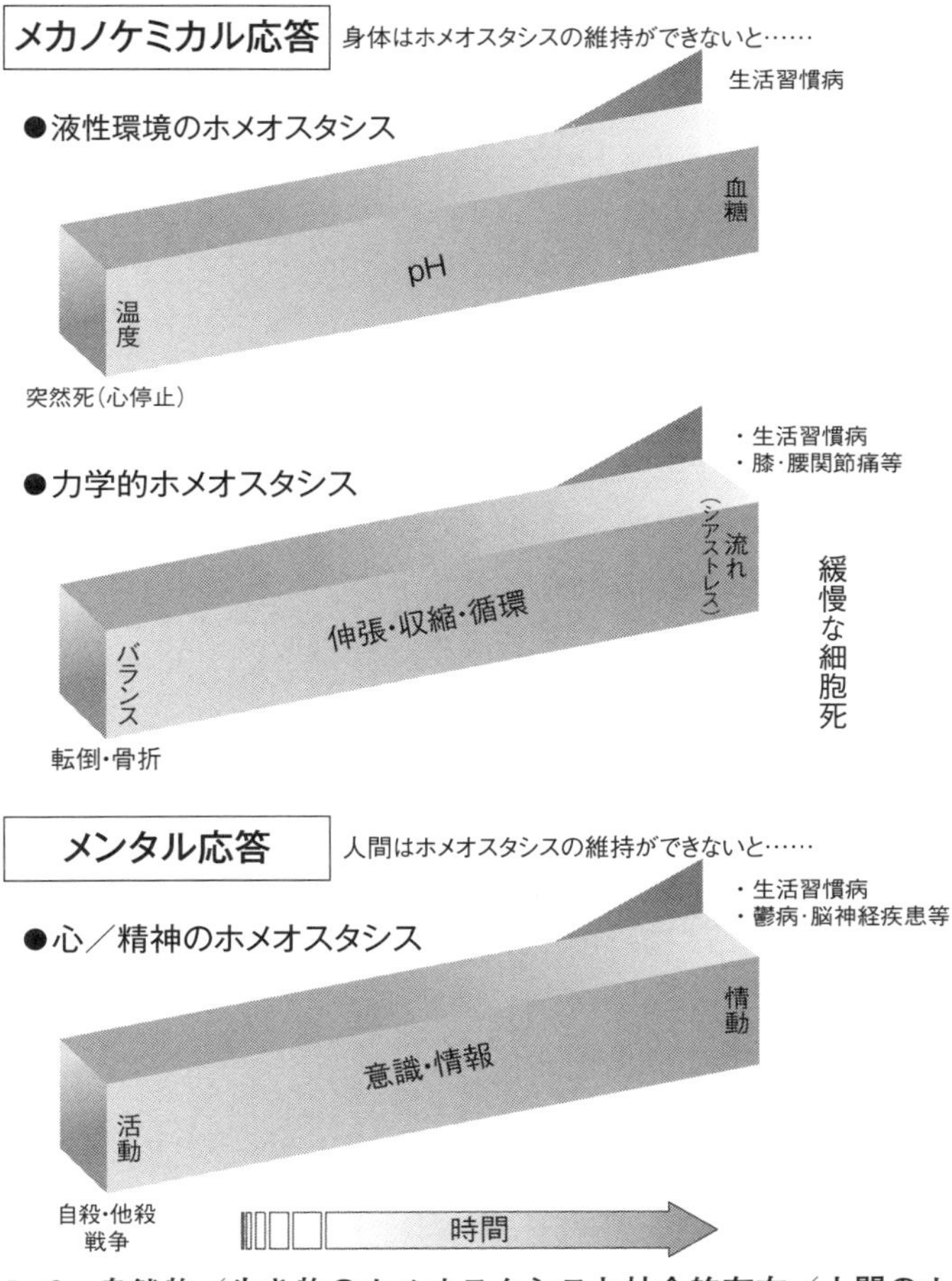


**図Ⅰ-2　自然物／生き物のホメオスタシスと社会的存在／人間のホメオスタシス**

細胞は自ら化学的／力学的／精神的環境を作れず、細胞が生存できる範囲は狭い。私たち人間の身体もこの地球の自然が創りだした存在であるから、細胞たちは自然の原理原則でストレス応答している。しかし人間は同時にことばや道具、映像を使って別世界を生み出しているので、喜びも多いが「ストレス」も多い。マイルドなストレスとなるストレス強度とは？

や圧縮などの機械的・力学的なストレスから身体内部を守るように働きます。これと同じように、心や精神的なストレスにも対抗できるホメオスタシス維持原理が必要であると思います。自分の生き方や、「いのち」の素晴らしさ、といった哲学的な論理や科学的思考をもつことが大切です（図Ⅰ-2）。

思考の起点がみえなかった若いとき、「人間の生物学」に出会って生きる目的を見出して元気になったように、社会的なストレスに対しても、自分が生きている「いのち」の原理からの判断基準というものを科学により提起してゆくこと。身近なことから社会のこと、日本や世界のことを考え、世界中に生きている人々が、自分と同じようにしたいことができるような世界をつくろうと決心すること、そして行動することが、活動依存性に生きる細胞たちを生かして、自分を救う方法かもしれません。人間関係から生まれる社会的ストレスは、本当に人間の言うストレスなのだと改めて位置づけし直し、「人間のいのちを奪う」科学はしない、生活の科学も、「いのちを活かす」方向で一つひとつ定義することにしました。

ストレスにどう対処すべきか、生命システムがもっている応答系は、社会的ストレスにも対応できることは明確に理解できます。科学による定義と立ち位置の決定、そして行動パターンを決める。理系、文系に分けることなく、誰もが「いのちある人間」を生きる権利と義務をもつのは、先人がいのちをかけて築きあげてきた人間の宝ものです。自分が責任をもつストーリーをつくることは、今、活動依存性に生存を諮る細胞たちの生存をもサポートすると考えています。

## メンタルストレスとフィジカルストレス

私たち人間の身体も、他の動植物と同じくこの地球の自然が創りだした存在で、細胞たちはその原理原則でストレスに対して応答しています。しかし、人間は同時に言葉や道具、映像を使って別世界を生み出しているので、喜びも多いけれども、「ストレス」も多い。人々がいう「ストレス」は、このような精神的・社会的なストレスです。そして、最大のストレスは、「人が人を殺す」戦争です。

メンタルストレスを解消するには、マイルドなフィジカルストレスをかけることです。もちろん音楽を聴いたり好きな香りをかいだりする静かな活動は大事ですが、ストレッチやジョギングなどで身体を動かすと、細胞はフィジカル（物理的な）ストレスを受け取ります。1Gの地球で生まれた生命である細胞の基本は、この逃れられない重力を利用して、自分のシステムアップを図ったことです。それゆえ、上手に身体を動かせば、そして全身的な運動であれば、身体を作るすべての組織の細胞たちが、仕事を始めるわけです。くよくよ悩んでいたあなたの細胞たちは、ストレスホルモンや炎症性サイトカインを分泌して弱ってゆきます。そんなときには、生きるために構築してきた細胞の基盤に刺激を入れること――つまり身体を動かすことで、メンタルストレス応答を回避する、そのような戦略をぜひ覚えておきましょう。

## 「知は力なり」

サイエンスに出会えてよかった。人間は今、その知を正しく使えるのかが問われています。一人の人間が、よく考えて、「いのち」の原点から発言すること。日本人に欠けているのは、一人ひとりの決断です。日本の社会の未来に期待をもち、変えてゆく、その決心が必要です。女性は徒党を組まない、というよりも、日本ではとにかく役職のある女性が少ない。ほとんど一人で生きていますので、味方がいないのです。やはり、「いのち」が大事だ、という明解な視点に立って女性が声を出す時代ではないかと思います。

【注】

＊1　邦訳は、ジョーン・ヴァーニカス（白崎修一訳）『宇宙飛行士は早く老ける？——重力と老化の意外な関係』朝日新聞社、二〇〇六年〔32〕

＊2　↓序章＊3参照〔32〕

＊3　男女共同参画を具体化するための理系の学会の集まり。〔33〕

＊〔　〕は本文の頁数

# 第Ⅱ章　身心一体科学

## ――身体の外の自然と内の自然（細胞たち）をつなぐ

## 一　細胞と「わたし」との関係を科学する

### 顕微鏡下で「拍動する心筋細胞」

私は若いころ、自分の身体を「興味ある科学の対象」という視点でみることは皆目ありませんでした。植物は好きでしたが、虫もカエルも嫌いでしたし、イヌやネコは怖いものでした。それが、生物学や生理学を学ぶようになって、それらに興味をもち、イヌもネコも怖くなくなってきました。今は、人間という生き物にいのちをみて、他の生き物にも広げて生物学を学ぶことができるようになりました。そのような私の体験を、若い方々にも共有して欲しいのです。まずは自分の身体に興味をもってほしいと思ってきました。

東京大学の駒場キャンパスには、毎年一年生が入ってきます。文武両道の、正義感をもった若者たちです。本を読んでいて、文章も書き、理数系もできる。その素晴らしい人たちは、二年の教養過程が終わり、本郷キャンパスの専門課程に進むと、視野がどんどん狭くなってしまう、もったいないことです。

それでも、三〇〇〇人の入学生のうち一人でも、人間をその「いのち」の根源から考え、適応学習する大きな可能性を生命システムが保障してくれているということを、引継ぎ発展させてくれる人が育つのではないか、という期待をもって教育に打ち込んできました。

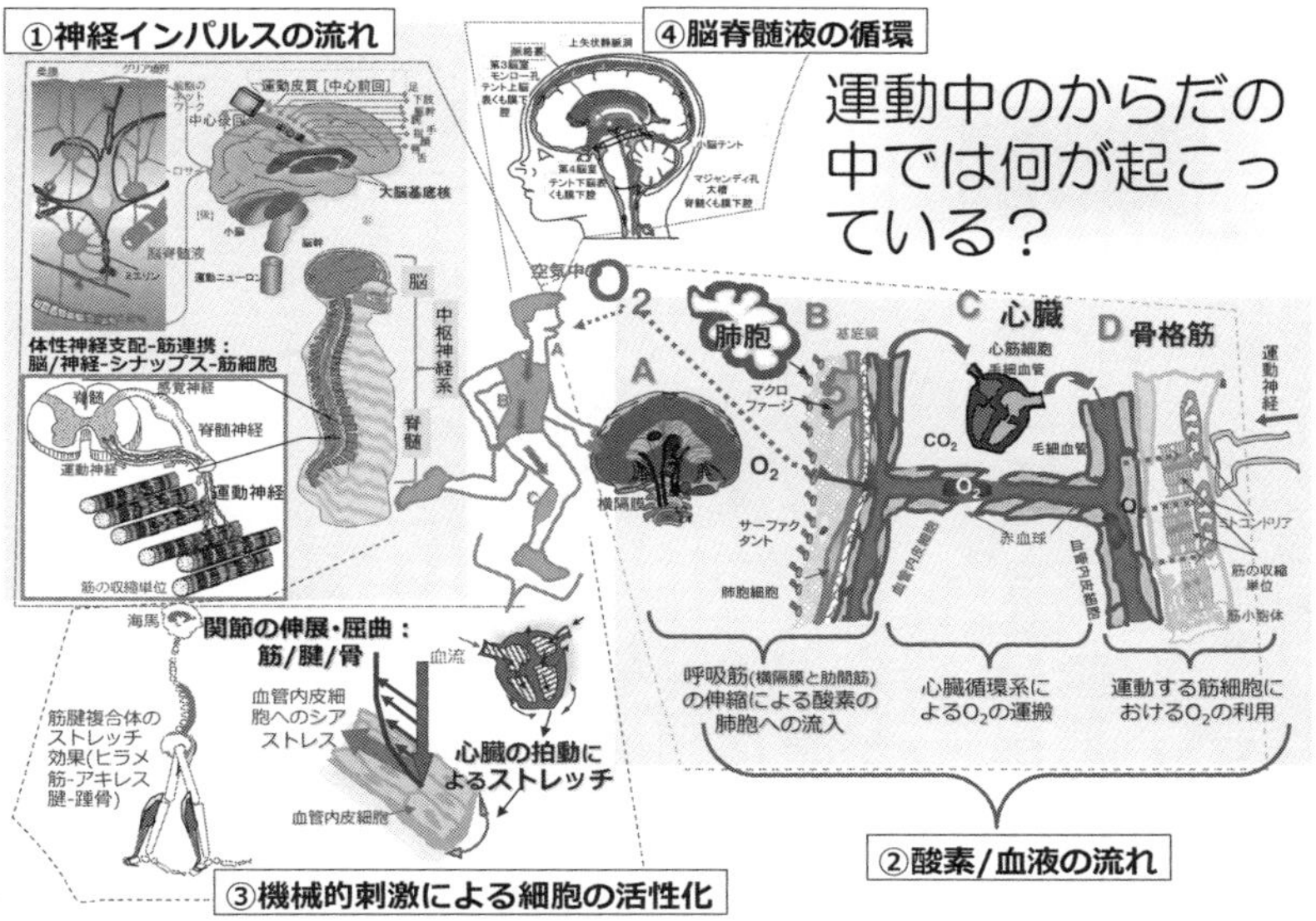


**図Ⅱ-1　運動中の体内を細胞と細胞へのメカニカルストレスとの関係で考える**

出所：［Atomi Y 2015］

教育の中で「自分の身体を科学する」カリキュラムを組むのです。現在の理科でも、スポーツ科学でもなく、古代ギリシャの格言「汝自身を知れ（gnothi seauton）」[*1]を、自分の身体を通じて理解するのです。

たとえばDNAや、一個にしても拍動し続ける心筋細胞を観察する。DNAは、培養細胞から簡単に取り出すことができて、ひも状の束を肉眼で見ることができます。顕微鏡を身体運動実習室に据えて、ストレッチをした後で筋細胞を見る、あるいは姿勢を変えて心拍数が変わることや、頸動脈や橈骨《とうこつ》動脈[*2]の触診で測った後で、シャーレの上で、一つひとつにバラバラになってもなお拍動し続ける心筋細胞を見るわけです。理科ではなくて、身体を動かそうとする、身体運動科学の授業の中で行うところがポイントで、自分自身にどのようなシステムが備わっているかを、科学を使い、自分で考えてもらう。「走る」ときにどれだけ心拍数が増加するか、あるいは一五〇〇mを何分で走れるか、だけではなく、図II・1にみるように、「走る身体の中で何が起こっているか」を細胞から考えるのです。

心臓や肺をつくっている細胞はどのようなメカニカルストレス（機械的刺激）を受けるのか。脳の神経細胞はどうか。歩く度、走る度にストレッチ刺激を受け取っている膝の細胞や、血管の流れを直接受ける内側の細胞たちは、適度な流れを気持ち良い刺激として受け取っているだろうかとか、自分がそれぞれの組織の細胞になったつもりで想像するのです。

理学部では、神の眼で現象を観察するようにと教えられるそうですが、細胞を観察している自分をも対象化し、さらには、シャーレの上で拍動している細胞の身になって、どうやって生きているのか、身体の中ではどう違うのか、拍動するということは、どのように力を発揮していることなのか、などを考えて文章化する。生きている自分を、心拍リズムやしなやかに伸ばされる自分の身体とその中身を想像して、自分が何であるかを、自分で考えようという授業です。

## 「わたしの身体」をつくる細胞を信頼して、「わたし」が頑張ってフィヨルドに立つ

健康に注意している私でも、腰痛になったり、膝が痛くなったりして、二〇一三年秋以降は大変だったのです。「もう歩けなくなるのではないか」というと大げさと言われましたけれども、「とにかく細胞に正しく働きかければ希望がもてるかもしれない」と、自分に言い聞かせ、脳科学を専攻してい

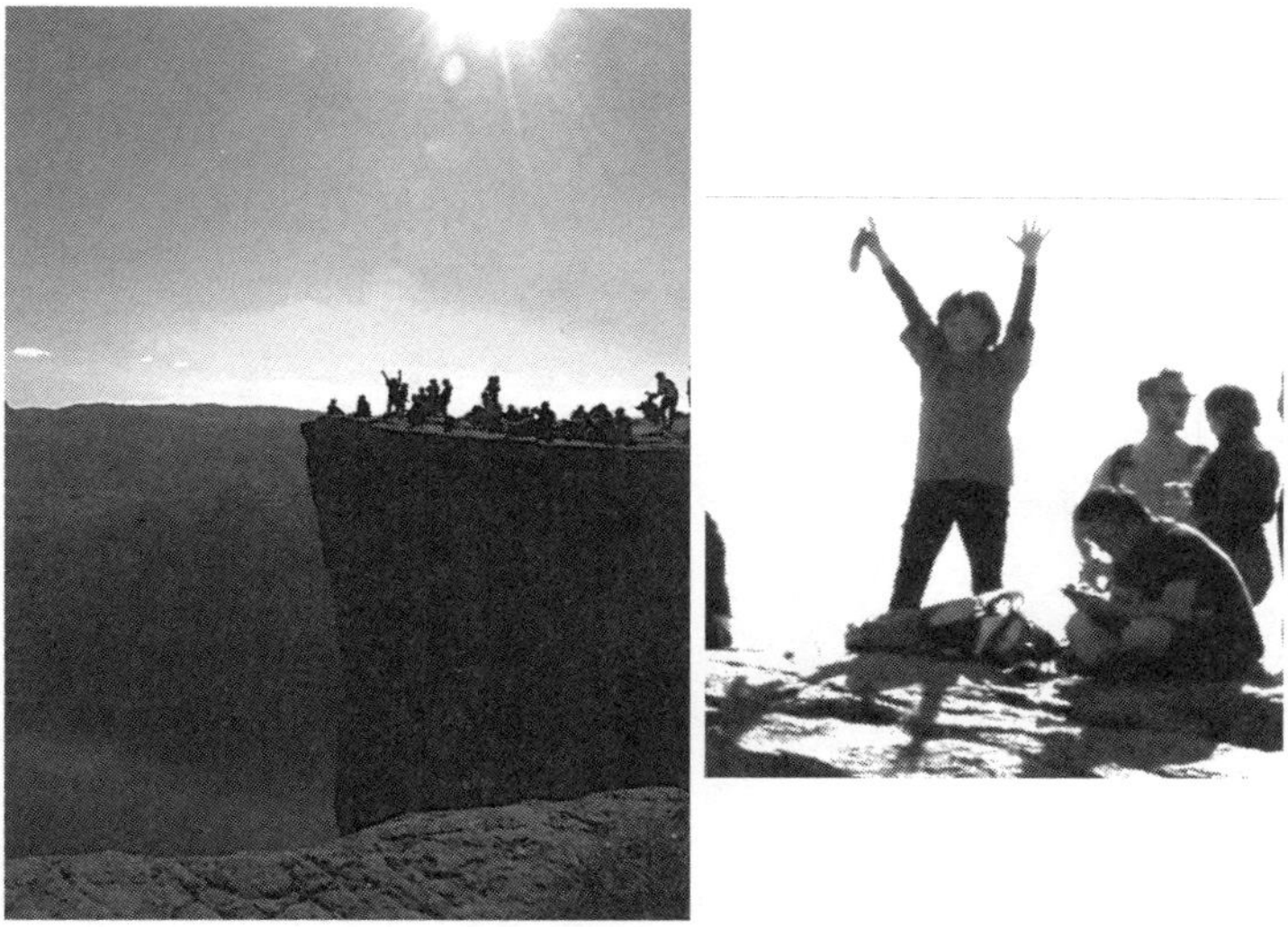

**図Ⅱ-2　身心一体科学の成功例**

「跡見方式」体操で膝と腰を（正しく使うことを学習して）克服し、自分で歩いて憧れの「フィヨルド」の上に立った筆者。604mの断崖絶壁です（2014.9.16）。

る長男が、週一回理学療法士として勤務している整形外科の病院に通い、リハビリテーションの指導を受けました。親子というよりは専門家とその指導を受ける患者、というシチュエーションで、こちらも一生懸命直そうと努力することが大事でした。運動や身体、栄養などについては、ともするとすべて生活の持ち込みのようなことになるので、必然性のある場を設定することはとても重要です。薬に頼るのではなく、歩き方や立ち方から、膝や腰が痛くなるメカニズムを推察して答えをシミュレートし、身体の歪みや悪癖を修正していくのです。

　ほとんどの人は身体のどこかに歪みがあるものですが、関節が柔軟な材質でできているときは少々歪んでいても痛みは出ません。でもその余裕がなくなると、関節をつくっている細胞が、本来受け取ってはいけないメカニカルストレスを受け取り、炎症を起こして、痛むのです。私の場合は、左の股関節が硬く、それがわずかに膝への刺激を変化させて、歩いているうちに痛みを起こしていました。これが、ここで紹介するいくつかの体操のもとになった指導により、六カ月後にはほぼ九五％程度まで治癒しました。実際には治癒というよりも、正しい姿勢で歩行や走行、立ち居振る舞いができるようになった、という方が正しいでしょう。

図Ⅱ-2の写真の中で手を挙げているのは、私です。ノルウェーを訪れたとき、リーセフィヨルドのプレーケストーレン（ノルウェー語で「演説台」の意）の上で撮影したものです。この岩は、なんと六〇四mもの高さがある一枚岩で、断崖絶壁を生み出しました。フィヨルドは、岩手県三陸のリアス式海岸と見た目には似ていますが、三陸のリアス式海岸は海面上昇によって生じたもの、フィヨルドは氷が削ってできた谷でU字型です。ノルウェーは国中が岩盤でできており、日本とは地質が異なります。「歩けなくなるかもしれない」という状態から、「六〇四mの岩盤に自分で歩いて登る」までに回復するという、自分にとっては奇跡的な経験をしました。今は好きな正座もダッシュもできるようになりました。

## 「仰臥位」の発見——悪いクセが出ない・出来高を問わない

そのことを可能にした治療方法があります。仰向けで行う体操がとても効果的でした。始めは寝て体操する意味が分からなかった。でも身体は不思議です。寝て様々な体操をするうちに、背中に「眼ができる」というか、背中が床に支点をとって様々なかたちがとれるのです。「眼がモノを言う」というのではなく、「背中がモノを言う」というような感じです。

たった四分の実践ですべての体力が維持されるという運動プログラム「TABATAメソッド（TABATA Method）」が世界に拡がっているようです。生みの親の田畑泉さん（立命館大学）は、東京大学の大学院（教育学研究科：猪飼道夫先生、宮下充正先生）で一緒に運動の生化学を立ち上げた、一回り若い研究者です。それにならって、跡見方式と名づけた体操はびっくりするほど良い効果があるので、図Ⅱ-3で紹介します。この説明通りに注意深く、自分の身体（とくに背と腹の体幹）とお付き合いしながら行い、日々の習慣とすると、そのうちに自分の身体のしくみが分かってくる体操です。つまり、しくみが分かり、身体を動かせるようになる体操です。

小学生のころ、バレエのダンサーや音楽の先生になることが夢でした。流行のテニスを始めたのは高校からで、大学までやめずに運動部を経験しました。その高校・大学での経験が、体育の教師になってから大変役に立つのですから、人生は分かりませんね。

脳科学、運動生理学からはじまり、エアロビクス研究、マラソンが走れる速度である乳酸性閾値、[*3]そして運動中のホルモン応答や代謝変化、スポーツドリンクの効能、など様々な研究をしてきました。

ヒトを対象に行った運動のしすぎによる骨格筋のタンパク質分解機構を通じて、メカニズム解明が難しいヒト対象の実験から動物実験、タンパク質の解析などを行うことになり、そのうちに、研究方

(A)自転車エルゴメーターでの乳酸性閾値(Lactate Threshold :LT )と換気性閾値(Ventilatory Threshold :VT )

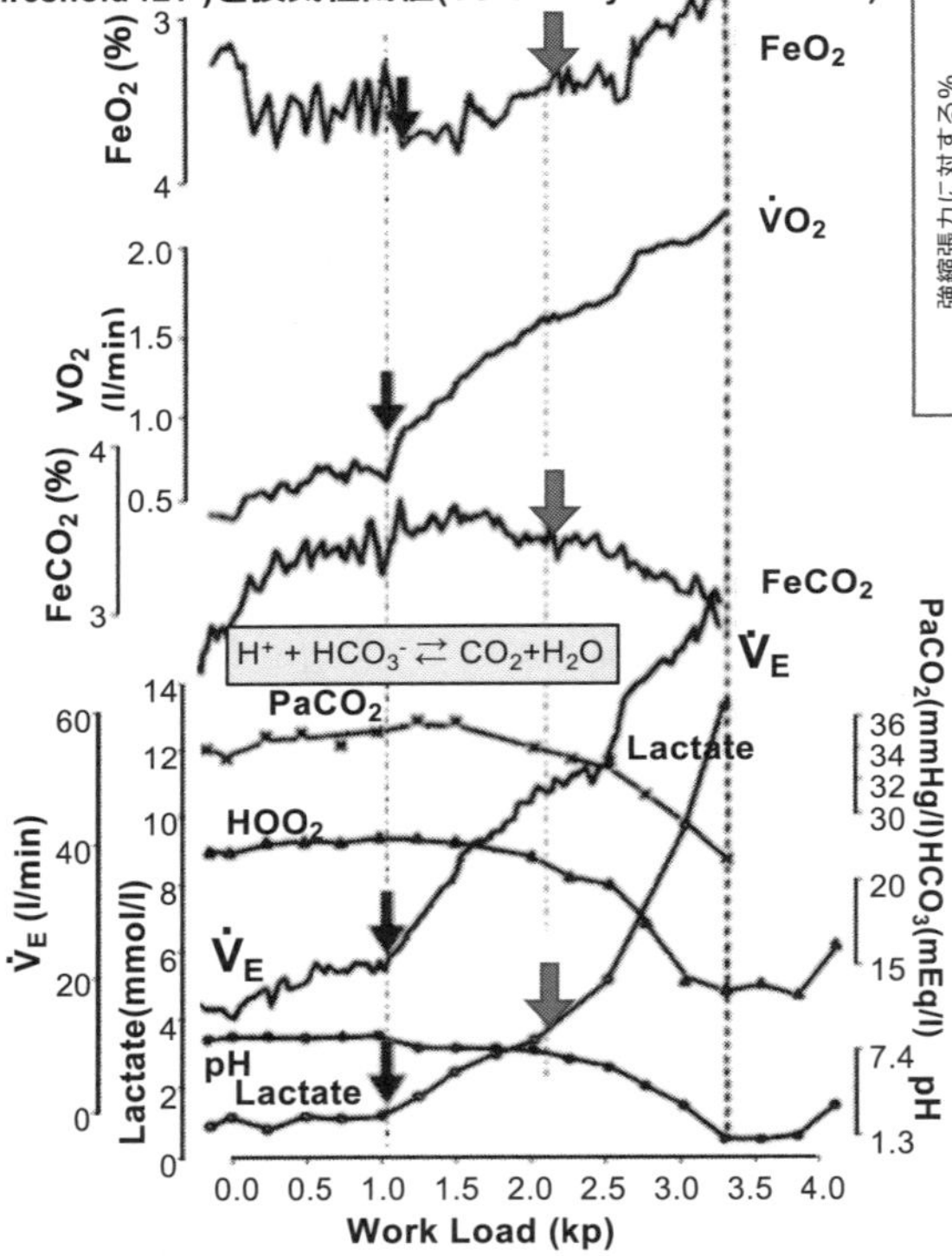


(C) 運動強度とリクルートされるモーターユニット

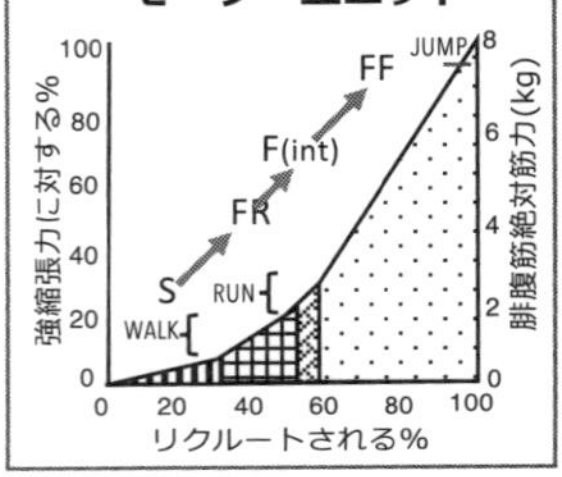


(B) 走運動でのLTとVT

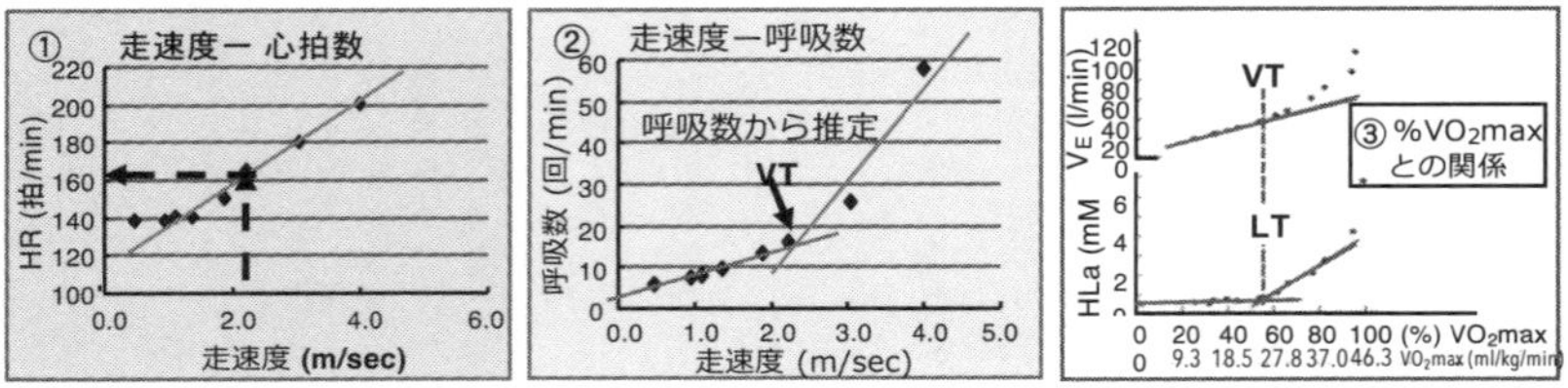


*3 **乳酸性閾値(LT)・換気性閾値(VT)** (A)自転車エルゴメータ漸増負荷中の生体応答(3分間ずつ負荷漸増): 呼気ガス及び血中の酸塩基平衡パラメターを測定。乳酸値で２つの変曲点（矢印：約２mMと４mM）が観察され、対応したpHの減少、呼気ガス中の$O_2$（$FEO_2$）及び$CO_2$ ($FECO_2$)の変曲点と一致することが分かる（跡見,1985）。(B)走運動時のLTとVT. (C) 運動強度と参加するモーターユニット(ネコ腓腹筋)：S, slow twitch; FR, fast resistant; F, fast fatiguable. (Burk RE, Myology, p.475,1994)

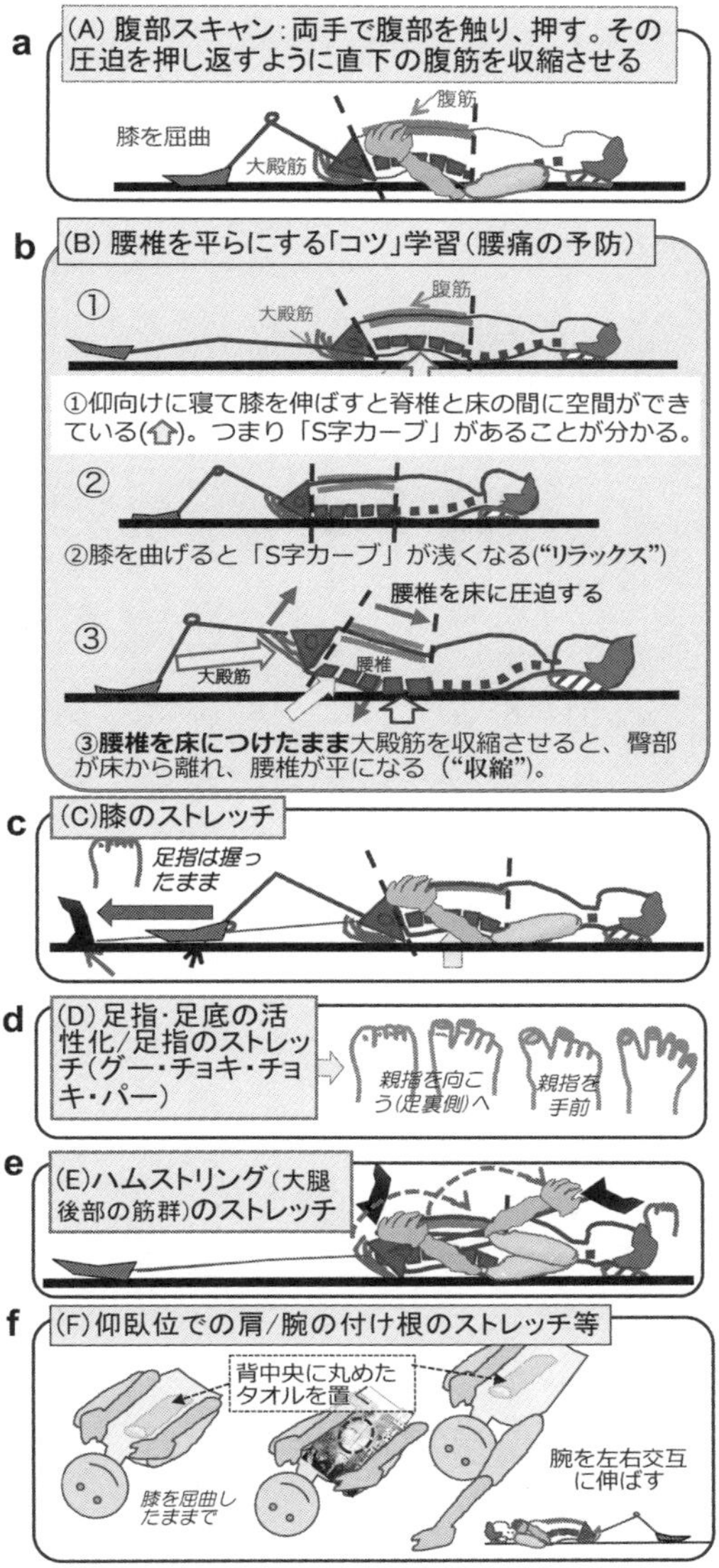


**すべて仰臥位で行う**

［基礎］仰臥位で寝たまま、膝を屈曲する。この姿勢で、両手で腹部を触り、次いで軽く押し、それに反発するように腹筋を収縮させて押し返す（a．腹部スキャン）。腹部を下方から上方へ、右から左へと網羅的にスキャンする。慣れると収縮部位に応じて足の動きが伴ってくる。

b．「腰椎を床に圧迫」し続けながら、お尻の筋肉（大殿筋）を収縮する（手で触るとお尻が硬くなり収縮していることが分かる。お尻の穴をすぼめる感覚）。するとお尻が床から離れる。**●ゆっくり「収縮（平らになる）③」「弛緩（力を抜くとS字状カーブが戻る）②」を交互にリズミカルに行うと腰椎を平らにするこつがつかめる。**

c．片脚を床を滑らせながら屈曲しつつ近位に引き寄せた後、その足の踵を、床面を下方（つま先の方へ）に滑らせながら押し返す。その際、**足指を曲げて握ったままゆっくりまっすぐに伸ばすことが肝心。**脚筋群の等尺性収縮と膝のストレッチになる。歩行時、膝が安定的に着地するようになる。体幹の腹部スキャンと一緒に行うと効果が出る。

d．ゆっくり、自分でできるだけでよい。毎日やっているとつりそうになるのが消失する。

e．片足ずつ股・膝関節を曲げて胸までもってゆきその状態で膝を伸展させてハムストリングをストレッチ。踵を背屈し、足指は握ったまま。

f．コンピュータや手作業などで肩がこる人にうってつけ。臥位で両肘を曲げてボクシングの手の構え（握った指の面を胸側）をする。片腕ずつ頭部方向に伸ばす。指の面が外側になるようにする。

**図Ⅱ-3　人間の弱点（腰と膝）を人間だけがもつ「特異点」に変える体操（跡見方式）**

法論として、戦略的に行うことができる遺伝子工学や、細胞生物学まで学び研究してきました。また東京大学では、大学院での研究指導に加え、二五年間体育教師として実技を指導してきたため、人間とは何か、体育とは何かを語り合った青春時代を共に過ごした親友の横沢喜久子さん（元東京女子大学教授）から依頼されたこともあり太極拳を科学するという研究も行い、身心一体科学を、自らの身体とお付き合いしながら研究し、教育に携わってきました。このような体験については、世界を探しても誰もみつからない存在だと思っています。

しかし、体幹の重要性を研究していたにもかかわらず、油断して腰痛を再発し、さらには一箇所が痛むと、そこをかばって別の関節に痛みを起こすという、リハビリテーション対象患者の王道をゆくことになり、定年間際から怪しかった膝にも関節痛が出て、「さっさ」と歩けない状態になったのでした。しかしこの体操を習慣化することにより、日常生活でも体幹を使うときには、必ず腹筋を収縮させる癖を身につけることができるようになったのです。とかく、背のS字カーブがきつくなりがちな人には、腰椎を平らにするコツが分かるようになります。また、歩行時に着地する脚の状態を再現しながら、膝を伸ばすように仕向けることで膝痛を避け、正しく膝を使うようになる体操も含まれています。足の指のグー・チョキ・チョキ・パーによる足の裏を上手に使う筋群や足掌の皮膚の活性化や体幹の側屈なども、仰向けで自重を受けていないのでなんとなく「出来る」感が生まれます。つまり、自分のいつもの悪い癖が出てしまうので、三次元空間に立つ立位では、多くの体操は、実は正しくできていないのではないか、とさえ思うようになりました。仰向けの姿勢で行う体操は、理学療法学では常法のようですが、スポーツの現場ではあまり行われていないし、自分でも多くの発見となりました。図II-3にある説明を読んでやってみればできますので、ぜひチャレンジしてみてください。第IV章にも腹部とのつきあい方「腹部スキャン」を絵入りで説明しています（図IV-3〔一二四頁参照〕）。身体動作は、観てまねして脳の回路をつくる「ミラーニューロン」のおかげで学習されてしまうので、「なかなか絵があるからといってできるものではない」と思い込んでいる方がほとんどです。しかし自分の身体は自分で動かせますし、私たち人間の脳は文字やことばを身体や動きの中で生み出してきたので、できるはずです。新しい自分の発見になりますのでぜひ挑戦してください。

呼吸との関係について触れておきます。体幹を結果的に使うようになるのが、腹式呼吸・丹田《たんでん》呼吸・横隔膜呼吸と言われている呼吸法です。米国で流行っているマインドフルネスも、ほとんどがこの呼吸法とリンクさせています。この本では、呼吸についてはポイントだけお話するだけにしておきます。エアロビクスで学位を取得した私としては、そう簡単に呼吸についてお話できない感があります。呼吸に関しては、ミクロからマクロまで膨大な研究の蓄積があり、なおかつ進化的にも私たち人間を特徴づける機能であるだけでなく、私たちの身体を作る細胞総数三七兆個のうち酸素を取りこむ道具と化した赤血球が二六兆個であるという数字からも、エネルギーをいかに生み出すか、細胞までどう届けるのかは、きわめて重要な研究対象です。エネルギーの供給を活性酸素の生成をも顧みず酸素を使うことになったミトコンドリアとの共生を通じて、今、生きている私たちのシステムのもう一つの根幹問題です。これは、もう一冊本を別に書かなければならないほどの大きなテーマだと思っています。随意呼吸ができるのは人間だけです。その意味で多くの書物が出版されていると思いますが、一方で運動やスポーツの分野では無視されがちでした。ぜひ深呼吸や腹式呼吸との関係を考えながらこの体操にお付き合いください。腹部スキャンを日課にしているうちに、難しい腹式呼吸ができるようになります。

ＴＡＢＡＴＡメソッドのように激しい運動ではありませんが、直立二足歩行を当たり前に行う唯一の存在である「ヒト」が、「人間」として元気に、かつ人間らしく自分の意志を育ててゆく体操でもあると考えています。

地球で生まれた生命が進化を繰り返して、その結果、私が存在する。そんな「人間の生物学」と「スポーツ文化を楽しむ人間」を結ぶことで、生命と人間を真の意味で融合させる身心一体科学を発展させる必要があります。動くこと、運動すること、自分の運動動作や感覚系も含めて、自分自身を客観的にみるトレーニングの中で、うろうろしながら自分を振り返ってみることで、段々分かってきました。ぜひ体操をお試しください。身体には三七億年の生命の知恵がつまっています。

## 身心一体科学とヒューマンサスティナビリティ

間違った姿勢や歩き方をしていると腰痛や膝痛になってしまいます。でも関節の細胞に間違ったメカニカルストレスが入らないように、ちょっとした癖を修正し、関節の細胞の能力を信じて、正しい刺激を与えていくことで、正座やダッシュもできるほどに良くなります。

これは、私と細胞の関係、つまり「私が何にもしないと、細胞たちは死んでいく、脳の細胞が死んでゆくと、アルツハイマーになっていく。膝なら人工関節にせざるをえなくなる」という関係性があることを理解し実践することなのです。それが身心一体科学であると考えています。

二〇一五年四月に「科学技術分野の文部科学大臣表彰科学技術賞（理解増進部門）」をいただきました。「いのちを知り生かす身心一体科学の教育と啓発」活動の業績に対しての受賞です。「身心一体学」という名前は、東京大学のサステイナビリティ学連携研究機構に所属していたときに、副機構長の武内和彦先生（機構長は、小宮山宏元総長）が、つけてくれました。でも、まだ「学」ではなく、まずは「科学」にしないと、と思い、「身心一体科学」に変更しました。「ちょっと怪しい響きかな」とも思いましたが、当時東京大学医学研究科の老年科の教授であった大内尉義先生（虎の門病院長）も含めて会う先生方は皆「全然怪しくない」とおっしゃるので、世の中が必要としているのだと自分に言い聞かせることにしました。この賞についてもきっと期待されているからいただいたのだというふうに。

文学でも哲学でもなく、物質科学を専門にする科学者として生きている立場としては、すべて科学（サイエンス）としてしまっていいのか、常に疑問があるところです。自分の生き方は、身心一体的だし、ときどき身心が離れそうになると、一体化する努力をしているので、実践的には自分にOKを出しています。これを科学として表す、言葉として適切に説明できるようにするのが今後の課題です。

私たちは他の生物と同様、地球に生まれた生き物です。非生物の世界が、ランダムさ（エントロピー）増大の法則により時間が進行しているのに対して、自分（生き物）の内部は、整理整頓をしてエントロピーを減らす努力をしているシステムなのです。生き物と非生物とは、その点で異なるということがポイントです。自分の中でエントロピーを減少させるのはすごいことなのですが、実は、環境に対しては問題なのです。生命は、自分の内部のエントロピーを減らす代わりに、自分の外のエントロピーを増やす。「鬼は外、福は内」で、悪い言い方をすると、自分勝手です。だから、自分の外、つまり自分の生きる環境のエントロピーが増加しない努力が必要なのです。サステイナビリティーというのは、持続可能性という意味で、自分たちが棲んでいる地球のエントロピーを上げないようにする決心です。

この生命が獲得してきた、とにかく必死に生きようとする決心を引き継いで、希有な存在を自覚していのちをつないでいきたいものです。美しい水の惑星に感謝して。

## 二　働きかければ応えてくれる――ストレスタンパク質に出会う

### 不断の努力とハウスキーピング

生命は、自分の中のシステムを少しでもよく、エネルギー効率をアップさせるように、進化してきました。きちんと働きかけさえすれば、生命体である自分の身体は応えてくれるように生まれたのです。応えてくれるのは、いのちを継いだ身体です。そのいのちのシステム原理を知り、生かせるかは人間に委ねられます。日本国憲法の第一二条には、「この憲法が国民に保証する自由及び権利は、国民の不断の努力によって、これを保持しなければならない」とあります。生活習慣病の予防もまったく同じ原理で、日々、細胞内のランダムさ（エントロピー）が増大しないように、ハウスキーピング（家事）タンパク質が不断の努力をして働いている。良いシステムは、放っておいては維持されません。

体幹をつくる細胞たちも不断の努力をしています。正座で座っているときには脚は折り畳まれ、関節の細胞はストレッチされてメカニカルストレスを受け取り、コラーゲンやヒアルロン酸などを合成しているし、また、寝ているときには、神経細胞とグリア細胞が協力して、昼間の活動で新しく刺激をもらったことを身体の知恵や知識として、あるいは、もやもやした支離滅裂の経験を整理統合する、脳の回路をつくったりしています。最近の脳科学の目覚ましい進展により、昼間に運動すると、ノンレム睡眠の中でも徐波睡眠という位相が増加し、記憶の固定が強化されるという報告もあります。一番難しい問題を考えながら就寝すると、朝起きたときに「あ！　そうだったんだ！」と答えが用意されている経験も何度かあります。これは有名な脳科学者である池谷裕二氏の著書『脳には妙なクセがある』（扶桑社、二〇一三）に本人も実践していると記載されています。

細胞たちは、元気で健康な身体に棲みたいと、身体の持ち主の行動を、一〇〇％以上の力を出して支えています。実は身体は、細胞にとって自分自身以外の何ものでもないからです。

身体は、お母さん由来の卵細胞がお父さん由来の精細胞のＤＮＡを受け入れてつくられた、世界で唯一無二の存在です。ＤＮＡは、お母さんの一部、お父さんの一部と同じですが、新しく組み変わっているので、唯一無二の受精卵なのです。その唯一無二の細胞が、自分自身が分裂して仲間（というか自分）を増やして、一人の人間になるわけです。とにかく精一杯生きるために良いモノ、使えるものはすべて取りこんできたし、取り込まなくても、共生してやっと身体が非生命（エントロピーが増える方向へと時間が進む）とは別のルール（エネルギーを使ってエントロピーを消去する方向へと変化し続ける）で生きているわけです。皆さんの知らないところで、寝ているときも、起きているときも、いつも整理整頓をして頑張っています。細胞は人間が気づかなくとも不断の努力をしているのです。

## 探していた頑張りを無駄にしない助っ人役

私たちの研究室では、分子シャペロンを研究しています。シャペロンという名称は、「貴婦人のお付き役」という意味で、何かあったらすぐに助け船を出すタンパク質分子です。またの名がこれまでご紹介してきた、ストレスタンパク質、あるいはヒート（熱）ショックタンパク質。熱をはじめとするストレスに対抗するためにつくられて、細胞内が危機状態になるのを防いでいるのです。まさに女性に押し付けられがちな家事（ハウスキーピング）と同じ働きをしています。運動による健康の維持とは、つまり家事のシステムアップです。身体の持ち主である人間、たとえば私があまりひどい生活をすると、細胞たちは、ゴミ処理や、汚くなった部屋の掃除が間に合わなくなるわけです。普段の不断の努力が不十分になると、細胞も健康を維持することができなくなる、という関係にあります。

このシャペロンの一つ、αB‐クリスタリンの研究を続けてきました。いわば、私の最愛の恋人のような存在で、その恋人が何をしているのか、細胞内で誰のお世話をしているのか、追いかけてきました。教育学部の体育に入学して、運動とは、人々が思っている以上に、基本的で重要であることが分かったわけですが、なぜ重要かを説明できなければ、人は運動は面倒だからと、しなくなります。説明できる理由がほしかったし、そのマーカー分子を見つけたかった。ずっと探してきて、やっと出会ったのが、このαB‐クリスタリンという不思議な名前のストレスタンパク質でした。今から二〇年以上も前ですが、一九九一年に論文を二つ発表しました。「求めよ、さらば与えられん」です。

このαB‐クリスタリンは、分子量が小さいので、「低分子量ストレスタンパク質（small Heat Shock Protein：sＨＳＰ）」の仲間なのですが、私が筋肉で発見するはるか以前に、眼のレンズの主要なタンパク質であることが分かっています。ただ、他のストレスタンパク質と異なるのは、まだ「お手伝いの仕方」がよく分かっていないことです。しかも、お世話する相手のタンパク質が、次にお話しする細胞骨格タンパク質らしいということでした。

## 細胞にも骨格がある――タンパク質・チューブリン

αB‐クリスタリンがお世話するタンパク質の一つが、これからお話する細胞にとっては最も重要なシステムである細胞骨格タンパク質であることを突き止めました。細胞骨格とは細胞質内に存在し、

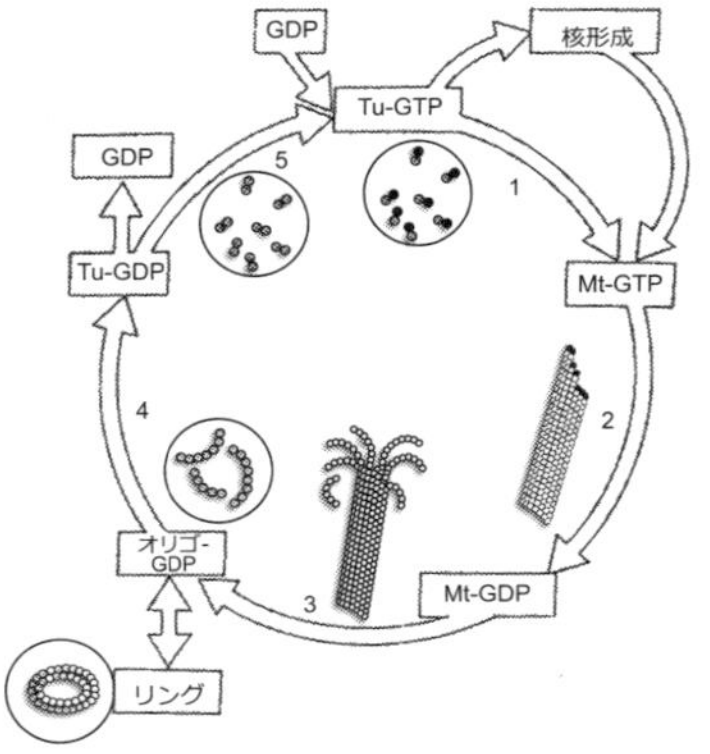


**図Ⅱ-4　微小管の動的不安定と GTP エネルギーの関係**

チューブリン、微小管、オリゴマーと微小管末端での構造遷移状態の関係を示した振動サイクルの図（Mandelow et al., 1988 を改変）。伸長末端のサブユニットは、コンフォメーションが変化しているので黒で示している。

(Eva-Maria Mandelkow, Eckhard Mandelkow, and R.A.Milligan. Microtubule dynamics and microtubule caps: a time-resolved cryo-electron microscopy study. JCB 114, 977-991,1991.)

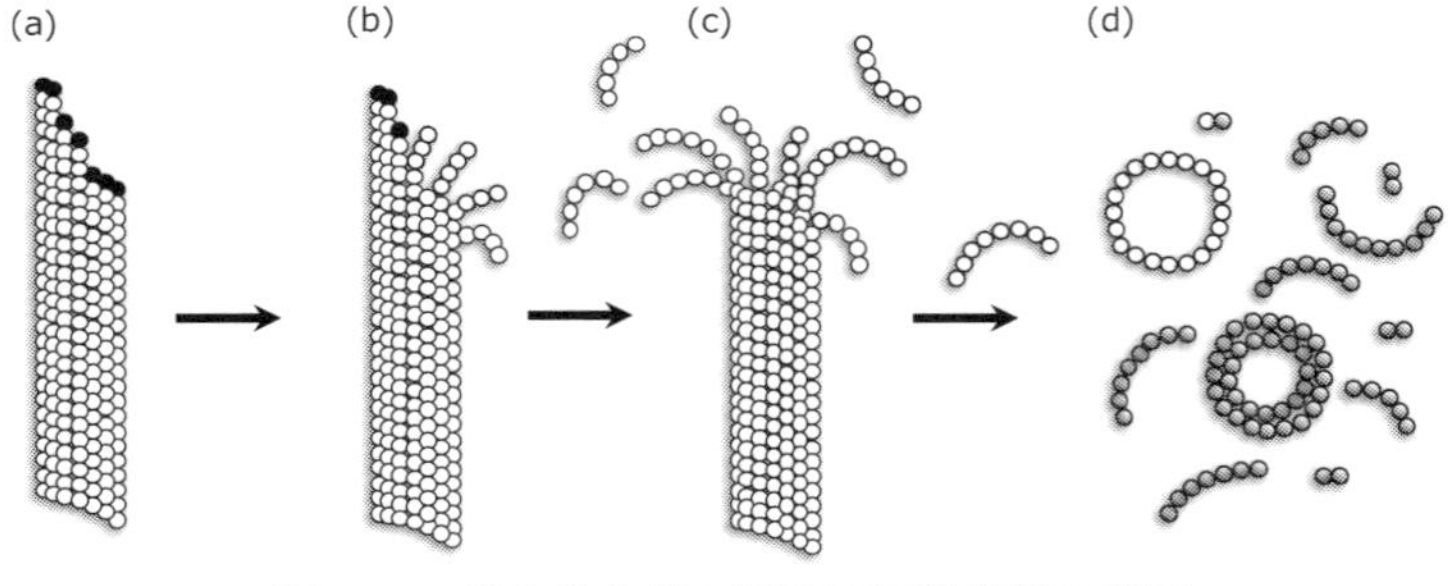


**図Ⅱ-5　微小管末端の構造的遷移状態の概要**

一方の末端のみを簡略して示している。個々の丸はチュブリンモノマーを示し、$\alpha$ と $\beta$ サブユニットは区別していない。左から (a) プロトフィラメント、まっすぐ突出。末端のサブユニット（黒）は会合促進状態にある、すなわち GTP 結合型チューブリン。(b) 微小管は短縮しつつある。一部のプロとフィラメントは反り返り始めている。(c) 顕著なプロトフィラメントコイリング。(d) 脱会合産物がオリゴマー化した状態。

(Eva-Maria Mandelkow, Eckhard Mandelkow, and R.A.Milligan. Microtubule dynamics and microtubule caps: a time-resolved cryo-electron microscopy study. JCB 114, 977-991,1991.

細胞の形態を維持し、また刺激に応答して伸び縮みして細胞内外の運動に必要な物理的力を維持発生させる細胞内のタンパク質から成る繊維状構造です。どの細胞も三つの細胞骨格をもっています。私たちが集中して研究しているお世話相手のタンパク質は、細胞骨格の一つであるチューブリン。その名前の通り、「微小な管（チューブ）」をつくるので、できたひも構造（線維）には、微小管という名前がついています。

細胞にはそれぞれかたちがありますが、水と油だけでは色々なかたちはできません。筋肉細胞は筋線維、神経細胞は神経線維と呼ばれますが、その細長いかたちをつくれるのは、これらの細胞骨格タンパク質があるからです。細長いかたちをつくるだけでなく、必要なら、伸長してゆけるしくみがあるはずです。さらに、不必要なら伸びていた細胞は短縮したり、方向を変えたりできます。この伸長・短縮は、ゴムのように材料そのものが伸び縮みするわけではありません。α - チューブリン、β - チューブリンの二量体で存在する遊離チューブリンが、水素結合という弱い結合で会合して伸びてゆきます。図Ⅱ - 4を見てください。そのときにＧＴＰ（グアニジン三リン酸）という高いエネルギーをもった小さな分子を結合してゆくのですが、途中でリン酸基が一つ外れると、今度は伸長していた微小管が突然短縮し始めます。そのときにはなぜか、一三本の縦につながった細い線維（原線維＝プロトフィラメントと呼ぶ）になるという電子顕微鏡写真があります。図Ⅱ - 4および図Ⅱ - 5は、電子顕微鏡写真をトレースしたものです。このように、線維構造をとるのに、その線維が伸びたり縮んだりするのは、タンパク質の会合、脱会合が起こっているからなのです。つまりチューブリンという

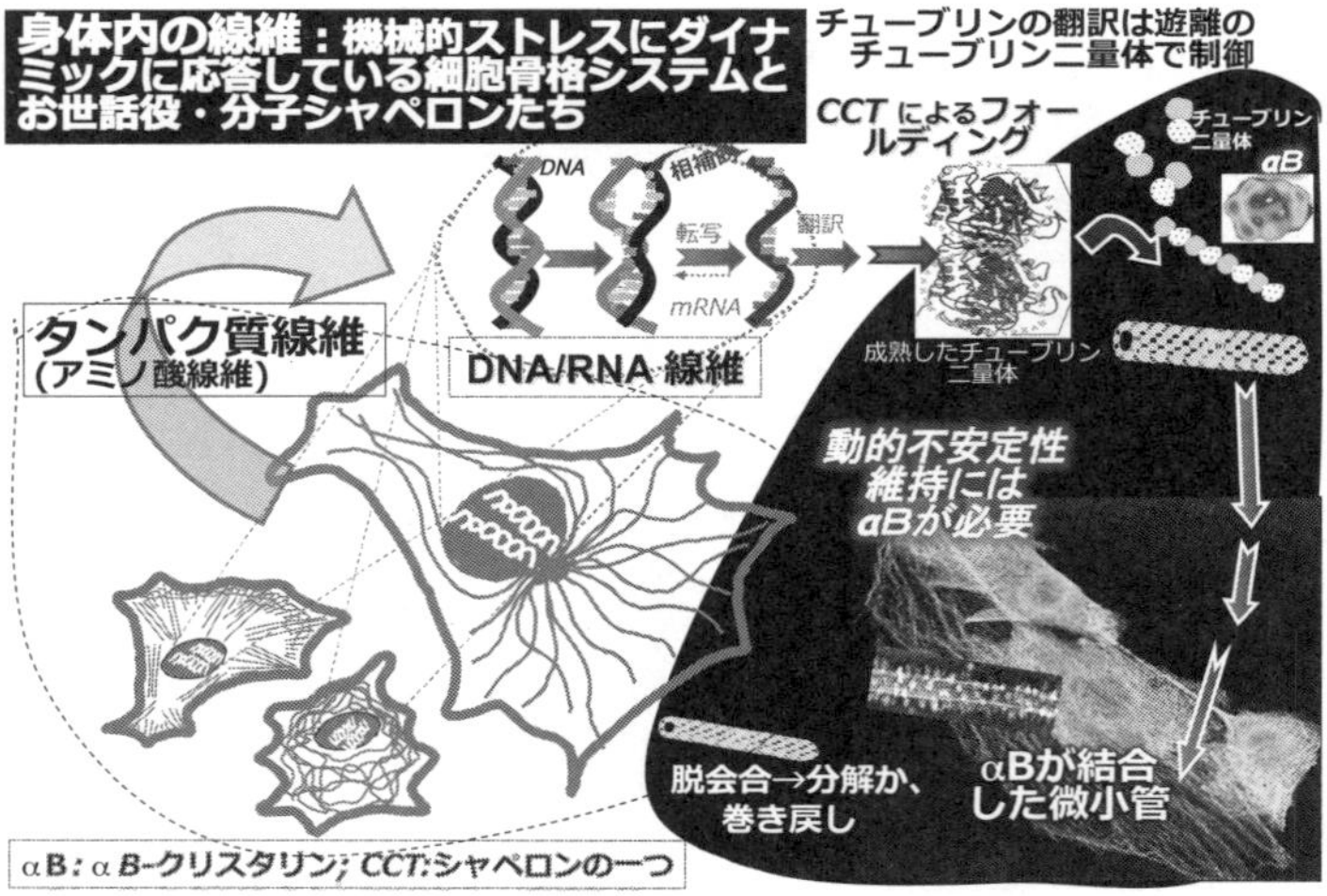
身体内の線維：機械的ストレスにダイナミックに応答している細胞骨格システムとお世話役・分子シャペロンたち
チューブリンの翻訳は遊離のチューブリン二量体で制御
CCT によるフォールディング
チューブリン二量体
αB
DNA
相補鎖
転写
翻訳
mRNA
成熟したチューブリン二量体
タンパク質線維
(アミノ酸線維)
DNA/RNA 線維
動的不安定性維持にはαBが必要
脱会合→分解か、巻き戻し
αBが結合した微小管
αB: αB-クリスタリン; CCT:シャペロンの一つ

図Ⅱ-6　細胞骨格チューブリン・微小管と
分子シャペロン・αＢ-クリスタリン

タンパク質は、本当にわずかですが、幾段階かにかたち（コンフォメーション）を変化させるタンパク質で、ＧＴＰが結合しているときにはまっすぐな微小管となっており、ＧＤＰになると微小管の縦方向の結合だけが残ってプロトフィラメントが生まれるのですが、このプロトフィラメントは一本だけではまっすぐにいられず、わずかに互いの結合が一定方向で弱くなり、リング状になり、図Ⅱ‐4・5に見られるような環ができるわけです。試験管の中で得られた像ですが、実際に私たちの体の中の細胞内でも起こっているのかみてみたいものです。このタンパク質の会合・脱会合が生み出す伸縮は円環状になっています（図Ⅱ‐5）。同じように、試験管内での実験ですが、αＢ‐クリスタリンを加えておくとαＢ‐クリスタリンは微小管の壁にオリゴマーとして結合している像が見られ（図

Ⅱ-6)、脱会合に抵抗性を与えることがわかっています。またαB-クリスタリンが結合したプロトフィラメントも観察され、そのフィラメントは比較的真っ直ぐです[*4]。この現象を、初めて細胞の中で発見したミッチソン[*5]は、その性質を最初、「ジャーク」と名付けました。ジャークとは加加速度。加速度の時間変化です。分かりにくいと思ったのでしょう。師匠のキルシュネルが「動的不安定性(ダイナミックインスタビリティー)」と呼び換えました。

一九九六年、手塚治虫『鉄腕アトム』のエピソードがもとになって米国で製作された『ミクロの決死圏』という映画がありました。私も彼らのマシーンで体内探検に出かけ、実際に細胞の中で何が起こっているかをリアルタイムにこの目で見たいといつも思っています。さて、この動的不安定性を生み出すチューブリン-微小管間の円環・振動現象を理解すると、ミクロどころかナノ・ピコの世界でも細胞内のエネルギー状態その他、様々な環境条件を反映したきわめてシステマティックな応答が起こっていることがわかります。αB-クリスタリンの発現が高い細胞が多い遅筋・心筋では実際に組織のレベルでつねにミリオーダーでの動きが起こっているのですから、ここで描いたチューブリン-微小管間の円環だけでなく、さらなる構造変化があることが推定されます。心筋も遅筋も私たちが元気に活動している限り、休むことなく働いてくれています。つまりメカニカルストレスを受け続けていることが、この動的不安定性の円環サイクルを回し続けているわけです。オートポイエーシス[*6]と名付けられた自己参照的自己言及システムが細胞と身体の両レベルで機能しているという考え方があります。オートポイエーシスを支えるのがこのチューブリン-微小管の動的不安定性というシステムですが、さらにこれを分子シャペロンが私たちの意志や行動を受けて未来にむけて創造・革新し続けるシステムとして機能するのです。それが身心一体科学により健康寿命を延ばすコア原理です。細胞をオーガナイズしているとも見られるこのナノ・ピコレベルのきわめて動的なオートポイエーシスシステムを、人間は直立二足歩行ができるように進化した身体で長距離を歩き、走ることでさらに強化させてきたと言えるのではないでしょうか。驚異の適応システムですね。チューブリン・微小管は、細胞分裂時のDNAを分けるだけでなく、オギャーという泣き声とともに誕生した私たちの分裂をやめてしまった心筋細胞でも、分子シャペロンのサポートを受けながら全身への酸素を供給し続ける活動を一生続けます。しかしこの永久機関のような細胞力は、あなたの適度でかつ正しい運動・活動と適切な栄養と食事を必要としています。

福岡伸一[*7]さんが、「生命は動的平衡を維持している」ことを題材に本をたくさん書いています。動的平衡とは、私たちの身体をつくる物質は、一定にみえるけれど、常に入れ替わっているということです。この微小管の伸縮をみてみると、単に入れ替わっているだけではなく、細胞のほぼ中心（微小管形成中心：MTOC）から伸びたり縮んだりしていて、細胞は有向性（directionality）をもち、線維構造をつくるタンパク質システムを発明して、それにより細胞の中心を探っている（感知している）ことが分かります。つまり、細胞はただ揺らいでいるだけでなく、はるかに目的をもって生きるシステムに見えます。脳梗塞や脳出血で脳の半分の神経細胞が死んでも、リハビリテーションをすれば、この微小管が伸びる性質によって、生き残っている神経細胞が伸びて新しい神経細胞間の結合をつくり、リハビリ効果が得られるのです。

そのチューブリン・微小管の動的不安定性という性質がなくならないように、サポートするという大事なことをしているのですから、αB‐クリスタリンを自慢したいし、その研究をしていることで、なんだか自分も立派になるような気がします。図Ⅱ‐6は、「頑張れば応えてくれるシステム」を探して出会ったこの二種類のタンパク質システムの関係をまとめた図です。図中にCCTというシャペロンタンパク質がありますが、これ以外にプレフォルディン等もあり、チューブリン‐微小管が細胞内をダイナミックに調節する機構は、まだ完全には分かっていません。細胞の中で基本的に働いているDNAもタンパク質も、小さい分子をつなげてゆくと「一本のヒモ」になること、素材によって、二重らせんになったり（DNA）、らせんとシートとふらふらしたコイルのような構造が入り交じってかたちをつくる（タンパク質の）性質があるということを分かってもらいたいと思います。昔の生化学は、水や糖、脂質、アミノ酸など、小さい分子の代謝に注目していましたが、DNAやタンパク質は大きさが一〇〇倍から一〇〇〇倍もあり、それぞれがユニークな形をつくり、かたち同士が相互作用することが、細胞の基本的な化学反応を進行させているということを、今の「細胞の分子生物学」では、共通理解としているのです。重力のもとで姿勢を保ちながら動くことで、この性質が保持されるということは、チューブリンもαB‐クリスタリンも、細胞の大きな適応能力の縁の下の力持ちであることが分かります。運動の重要性を考えるとき、ただとにかく運動すればよい、というのではなく、「ある揺れ幅のなかで正しいかたちがキープできるようにする」ということが、実は細胞をつくっているタンパク質にまでつながる話かもしれないということについて、皆さんに分かってもらいたいと思います。

ここでもう一つ付け加えたいのは、まずは、「自発的に生きる単位」として細胞と人間（身体）を挙げていることです。筋肉だけ取り出しても、脳だけ取り出しても、生きることはできない。脳も筋《きん》も、組織というものは、多細胞動物が生きるための様々な役割（力を出すこと、支柱になること、消化すること等々）の単位であり、「生み出す」単位ではないのです。筋肉だけ運動するということはあり得ず、脳だけでは出入力できない。組織には、それぞれの組織の作り方があり、役割（機能）を果たす。病院が多くの専門科に分かれているのは、それぞれの働き方に異常が見られたり、痛みが現れたりする症状ごとに対策を立てているため、その専門家にならないと治療ができないからです。運動や日常的な活動は、身体全体を使っているので、すべての細胞たちによい刺激になるような気遣いが必要です。

## 三　健康のストラテジー――身心一体科学からの健康と産業展開

病気になる前に健康に関心をもってもらうのはなかなか難しいものです。それは、身体は自然が生み出した自律的なシステムであり、自分で自分のしくみが分かるようにはできていないからです。歩くのを「右足を出して、踵をつき、踵から指の方へ力を伝えて、重心を乗せ終わったら、次は左足を上げて、踵をつき……」のように、事細かく考えながら歩いている人はほとんどいないことからも分かります。これが病気になって初めて気づくのです。

世の中には健康に関する情報があふれています。残念なことに、そこにあるのは、「How to」ばかりで、原理や理屈から考えてのものではありません。構築しなければならないのは、「いのちのメカニズムからの健康科学分野」なのです。それは、細胞から考えていった方がはるかに合理的な健康戦略が出せるからです。しかし、「細胞」は、健康科学や運動・体育・スポーツ科学の分野においては市民権を得ていません。細胞というと、iPS細胞や世間を騒がせたSTAP細胞（米国[*8]とドイツ[*9]で追試され米国ブリガムアンドウィメンズホスピタルから特許[*10]が申請されている）が思い出されますが、これらは「細胞治療」のために開発されたものです。自分の身体の中にはiPSよりももっと安全で強力な幹細胞がたくさんいることに気づいてほしいのです。幹細胞には大まかに胚性幹細胞（ES cell：どんな細胞でも分化可能）と組織幹細胞（骨髄や様々な細胞の交代が必要な組織に存在し、主にその組織の細胞を新しく入れ替えるための予備群）があります。それらの幹細胞も、生存の場である身体が活動的に生きていないと減少してゆきます。自分の身心を健康に保つには、心や精神的な悩みまで含めて、自分の身体の細胞たちに自然が授けた原理原則に働きかけるようにすること以外に、良い方法はないのです。

つまり細胞たちが共通にもっている生きる原理原則を理解して、まずは、共通原理として「マイルドストレス」や、「メカニカルストレス」に応答するようにするのです。その上で、もとは同じ細胞からできてきたとはとても思えないほど分化し、役割が全く異なる様々な組織をつくっている脂肪細胞、筋細胞、神経細胞、赤血球や白血球、等々の身になって、かれらがどのように振る舞わざるを得ないのか、それらの細胞たちを元気にするには、それぞれどうしたらよいのか、を考えていくのです。このような「理《ことわり》」を求める思考は、出口のない悩みを考え続ける思考パターンの悪癖から脳の神経細胞を救う脳の回路を創ることになるということができます。

## 重力場で生きる戦略

高齢者のみならず、人はみな転び方が下手だと骨折します。急性の事故や障害でなくとも、腰痛や膝関節症などは、筋肉が弱って起こるというよりも、人間の身体の捉え方や使い方の基本的な問題の現れだと思われます。ちょっと考えてみれば、人間が二本足で立つことはかなり無謀なことで、他の多くの四足動物は、机のように四本の足で、地面に平行に配置した体幹・脊椎《せきつい》を支えています。赤ちゃんが歩き始めた当初は、転ぶのが当たり前と思われる歩き方で、前に進みます。痛みは脳で生み出すといわれますが、まだ痛みの感覚が発達していないから、転んでも転んでも歩くのでしょう。「起きあがり小法師」は、どんなに不安定なかたちでも、重心の位置に金属の塊を入れてつくってあるので転びません。人間もそれができれば良いですね。立位の人間の重心は上半身と下半身のちょうど真ん中です。ですが、解剖してもそこに何かがあるわけではありません。

元々私たちは四足動物だったわけですが、体幹を垂直にして行動し始めたサルを経て、直立二足で歩行するようになりました。他の動物たちの動きは、ほぼ反射で成り立っています。私たちも歩き始めの第一歩は、本人の意志が必要ですが、そのあとはほぼ反射に近いかたちで歩くことができます。しかし、太極拳をやってみると分かりますが、ゆっくりふらつかず歩こうとすると、とても難しく、体幹の軸を垂直にとり、左右のバランスを気にしながらでないとできません。初めて太極拳をやってみた感覚は、「テニス」の打ち合いで、意識して「腰を入れて打つ」ような感覚と似ていました。面白いモノで、このような感覚は、運動経験があるからもっているというものでもないようです。スポーツのバイオメカニクス研究は進んでいますが、その動作を生み出す本人が、どのように意識して、あるいは意識せずとも、どうしたら合理的な動きを生み出せるのかが分かっていないことが多く、解析はすれども、本人には役に立たない現状があります。ほぼ反射で成り立っている動作とは異なるスポーツの動きには、体幹を意識して機能させるノウハウがあり、それを可視化し、言語化することが今後の課題です。

歩き方も座り方も学校では習いませんが、寿命が倍に延長した現在、一箇所膝を痛めただけで自由に歩くこともできなくなりますので、きちんとした歩行や、日本独特の正座など、合理的な身体の使い方があるということ、そのノウハウと背景にある身体の理論を教える教育が必要だと思います。

そのモデルは、細胞です。単細胞生物には三七億年の歴史があり、多細胞動物になってからでも一〇億年の歴史の中で試行錯誤してきました。

## 「身体」＝「三七兆個の細胞」＋「細胞外マトリクス」

それでは身体と細胞の関係を考えてみます。細胞の数は、最近の論文では三七兆個で、そのうち二六兆個は赤血球とのことです。身体は、細胞だけではないことはちょっと考えれば分かります。骨や腱《けん》の硬い構造は、主にコラーゲンタンパク質からなります。これは細胞たちが合成したのち、細胞外に分泌したものです。細胞自身ではなく細胞がつくった物です。身体の中なのですが、細胞の外の環境となります。細胞が偉いのは、自分で、自分の周りの環境をつくることです。つまり、「身体＝細胞＋細胞外マトリクス（基質）」という等式がなりたちます。

自分の身体ながら、私が意識してつくったモノは一つもない。運動したり食事を摂ったりするのは人間の役目ですが、身体を成長させるのは細胞たちで、人間の手はどこにも入りません。細胞の化学反応には人間は直接手出しができないのです。ただし、体内の細胞たちが元気になるには、人間が適切な行動をとらなければならないということです。

### 四〇〇年前から使われている卵殻膜も細胞外マトリクス集合体

さて、私の東大定年後、東京大学産業連携のご紹介で株式会社アルマード長谷部由紀夫会長との出会いがあり、卵殻膜の研究を二〇〇八年から始めることになりました。長谷部会長は何ごとも「元から考える」「事例はサイエンス」とおっしゃっていて、心身一体科学的にものごとを見ていらっしゃ

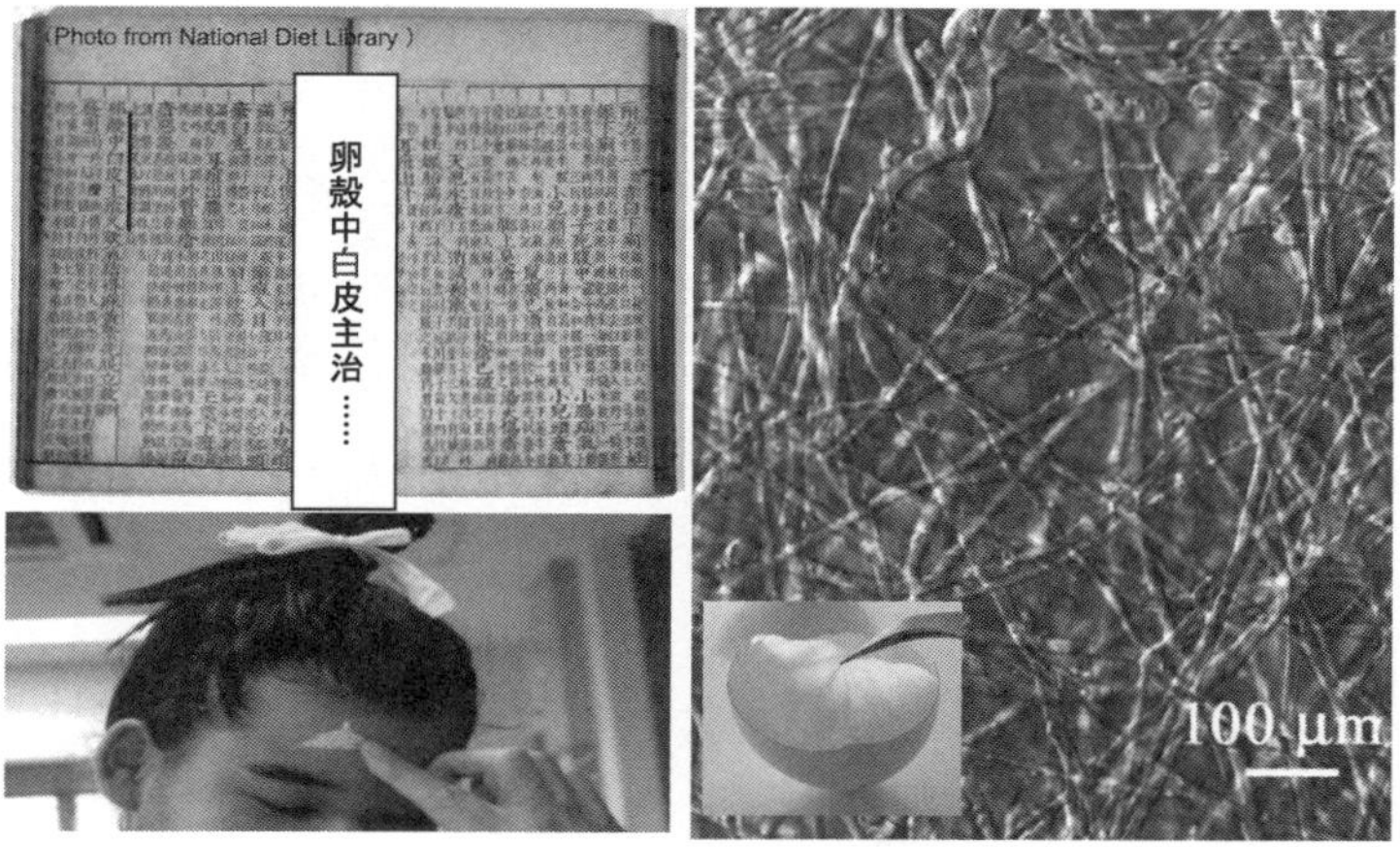


## 図Ⅱ-7　生活の知恵「卵殻膜」

卵殻膜は、400 年前の中国の薬学書『本草綱目』でもその効用が記述されており、江戸時代以来相撲部屋でも使われている。右は卵殻膜の顕微鏡写真。加水分解卵殻膜上の線維芽細胞は、皮膚と同じような細胞密度で、若い細胞外環境をつくる遺伝子発現を向上させることが発表された（2011 年)。

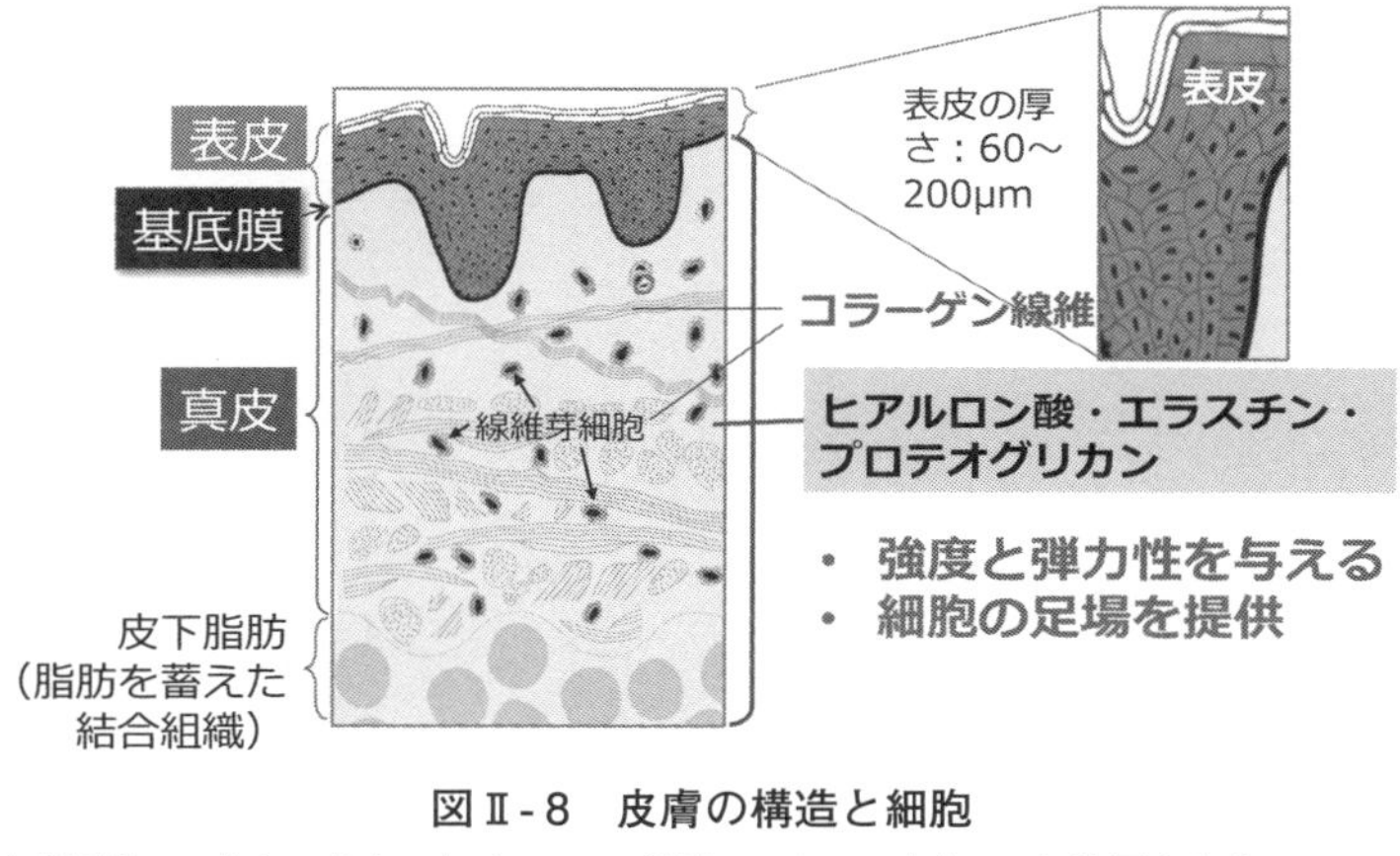


## 図Ⅱ-8　皮膚の構造と細胞

皮膚組織は、表皮・真皮・皮下の３つの組織からなる。表皮は、細胞同士密着しており、約 30 日で入れ替わる。真皮を作る線維芽細胞は離れて存在している。それは、コラーゲンやヒアルロン酸などの弾力性を担う分子を分泌するからである。

る方、人生の先輩として尊敬しています。その鶏の卵の薄皮「卵殻膜」の驚くべき機能について少しだけお話ししたいと思います。卵殻膜は、主には親鶏の卵管の細胞が合成し分泌した細胞外マトリクスからなります。図II-7に線維でできている構造が見えますが、これは共焦点レーザー顕微鏡で撮影した卵殻膜です。この卵殻膜は、生活の知恵で、事実四〇〇年前に出版された『本草綱目』という中国の本に「創傷治癒」に効果があると書かれています。今でも相撲部屋では、これを使ってけがの治療をしています。

身体のつくりと細胞の関係を理解するのに、皮膚は適しています。女性の方は皆さん興味があると思いますが、図II-8にあるように、表皮というのは、細胞が密に詰まっています。しかし、その直下の真皮は、細胞は飛び飛びに存在しています。細胞と細胞の間に存在するのが、ヒアルロン酸やコラーゲン（細胞外マトリクス）などの分子たちです。それらは、誰がつくったのかというと、ここに飛び飛びに存在している細胞（皮膚線維芽細胞[*11]〔図内矢印〕）たちなのです。

イメージが湧かない人は、お菓子のゼリーを思い浮かべてください。ゼリーの材料・ゼラチンはコラーゲンが少し壊れたもので、水をたくさん含むとあのゼリーになります。専門的には「ゲル」といいます。押すと弾力性があります。「このゼリーの中に細胞が住んでいる」ようなイメージです。

## 身体をつくる七〇％の水は、なぜチャプチャプいわないか

もう少し細胞と細胞の外の関係について考えてみましょう。真皮の細胞の周囲を埋めている物質は、

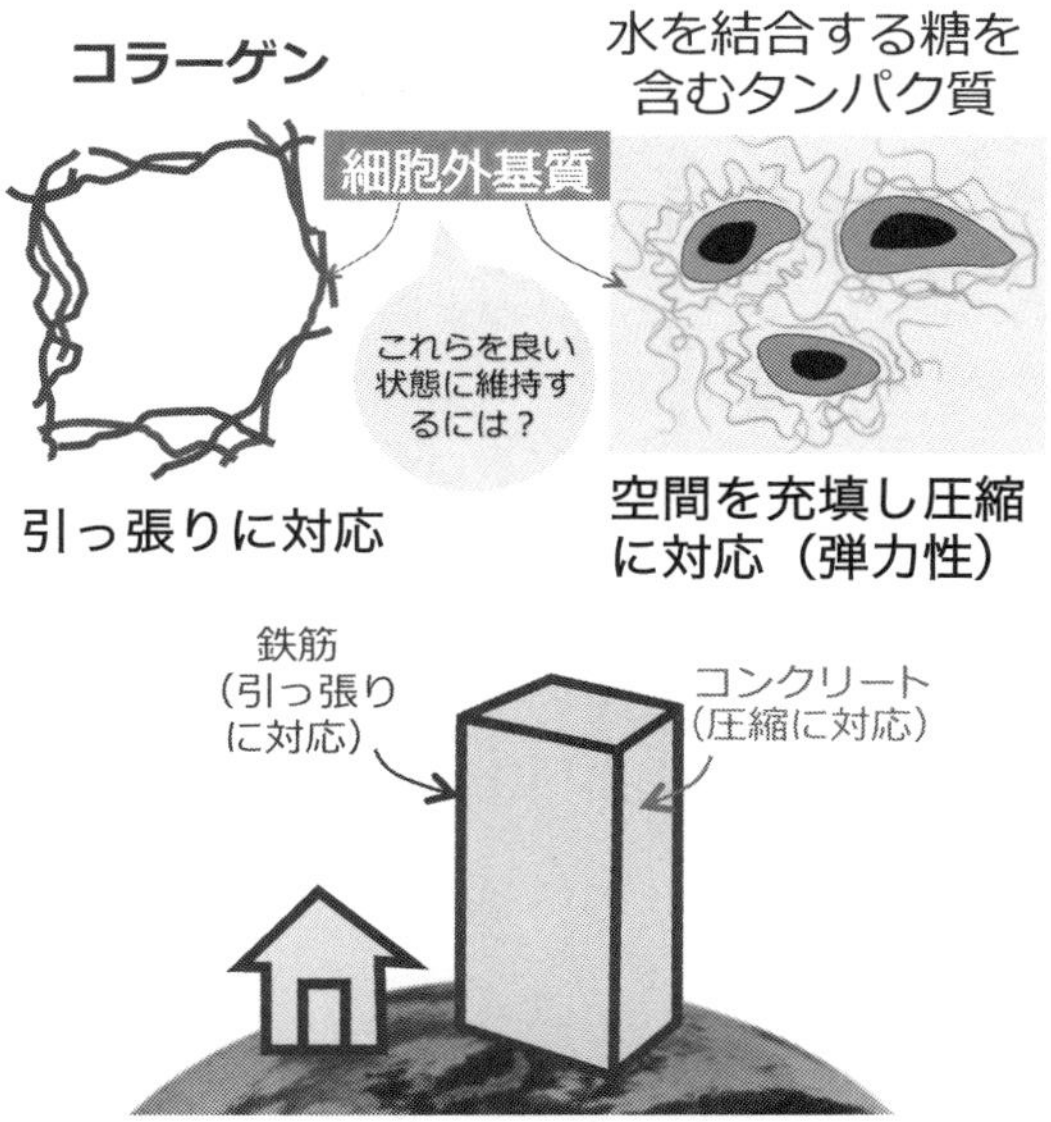


**図Ⅱ-9　「細胞が分泌する」細胞外マトリクス**

細胞は、細胞内のタンパク質だけでなく、自分の周囲の自分が結合（接着）し、力を発揮し、形をつくるための足がかりとするタンパク質や糖を合成して分泌する。これを「細胞外マトリクス（Extracellular Matrix：ECM）」という。

コラーゲンだけではなく、ヒアルロン酸やプロテオグリカン、エラスチンなどがあります。皆、細胞外マトリクスです。図Ⅱ-9にあるように、コラーゲンは引っ張りに強く、糖の仲間のヒアルロン酸や糖とタンパク質の両方でできているプロテオグリカンは、引っ張りというよりも圧縮に強い。それだけではなく、糖が水を結合する性質があるので、まさにみずみずしいお肌のもとをつくっています。一gのヒアルロン酸は数ℓの水を結合します。

ヒアルロン酸は、細胞の中にも核の中にも、血液中にもあります。しょっちゅう作り替えているようなのです。水そのものと何が違うのか気になって、簡単な実験をしてみました。一ℓのビーカーに片方は水を入れ、もう一方には、一gのヒアルロン酸を水に溶かします。両方のビーカーをそれぞれ長いスプーンで激しくかき混ぜてみました。水だけの方は、泡立つのですが、ヒアルロン酸を溶かした水はわずかに粘性があります。面白いことにいくらかき混ぜても泡一つたたない。空気を遮断するのです。

この実験結果と直接関係があるわけではありませんが、私たちの身体も七〇%は水だといいます。単純に、水道水のように自由な水が体内にあると考えると、私たちが跳んだりはねたりすればチャポチャポ音を立てそうですが、実際にはそんなことはありません。

以前、歯茎が化膿したり、転んで膝を強く打って膝の上の部分が腫れたことがありました。これはともに、通常時は結合している水が、何かの理由で離れてしまい、性質が変化してしまったのではないかと想像できます。チャポチャポという音がするわけではありませんが、そのような感じがするから不思議です。元気な時には、細胞の声や分子の声を聞くことはありませんが、それを感じるということは、いつもと違う何かが起こっているわけで、それを細胞たちが感じ取って、警鐘を鳴らしているのかもしれません。「いつもと異なる」と、身体の中のどこかで感じていることは確かだと考えます。

身体の働きの良さ悪さを考える人は多いのですが、その働きの良し悪しは、細胞の元気度や健康度、あるいはこのような細胞がつくりだす物質の性質が関係していそうです。ですが、そのような観点での研究はまだほとんどなされていません。人間をモノと考えるとは何事か、とお叱りの声が聞こえてきそうですが、生命をつくる物質は取捨選択されてきたものですので、たくさんの知恵をもっていると考えた方がよいでしょう。ヒアルロン酸は水に溶けるのですが、溶けるというよりも、水を結合するのです。体内の多くの水は自由ではなく結合水のかたちで存在するのだと思います。身体の中で生きている細胞たちの身になって考えてみると、なかなか面白いのではないでしょうか。専門家によれば、ヒアルロン酸があるのは、哺乳類とある種のバクテリアだけだそうです。

私たちの身体の細胞たちは、元はといえば、お母さんの一個の卵子にお父さんの方の精子のDNAが入ってきて受精卵となり、分裂を始めて増えたものです。増えてゆく過程で、細胞たちは、身体の同じ場所にいることができず、場所によって皮膚になったり、脳になったり、筋肉になったりするわけです。細胞の環境が違うんですね。ひとかたまりの外側に配置されることになった細胞は、伸長されやすいですが、真ん中に位置した細胞は、拡がれません。メカニカルな環境が違うと、細胞たちは遺伝子の異なる部分を読み出して、異なるタンパク質をつくることになります。

## 良いサプリメントは、細胞を刺激して良い物質を作ってくれる

卵殻膜は、Ⅲ型コラーゲンを増やします。Ⅲ型コラーゲンは、赤ちゃんの肌に多く、若返りの環境をつくると言われています。Ⅲ型コラーゲンの遺伝子をノックアウトして、Ⅲ型コラーゲンをつくれなくしたマウスでは、皮膚や血管が破れやすく、組織像をみてみると、Ⅰ型コラーゲンの線維の太

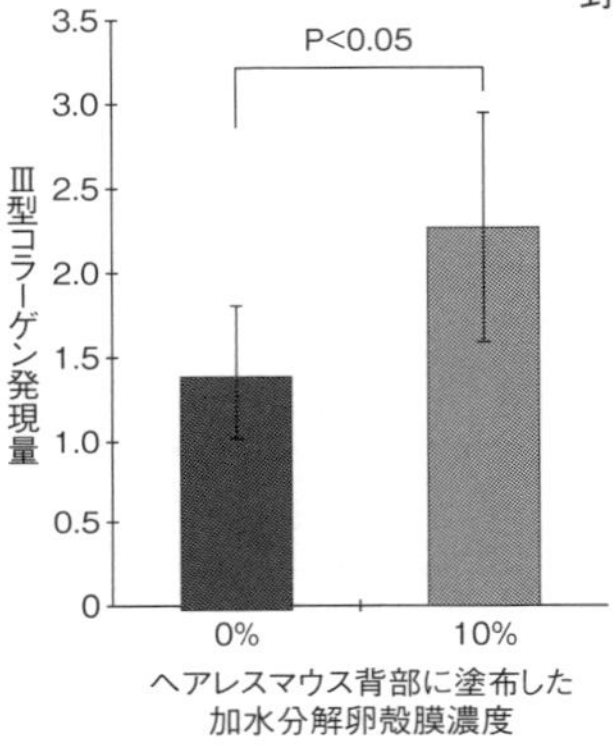


Ⅲ型コラーゲンノックアウトマウスと
野生型マウスのコラーゲン線維の比較（皮膚）

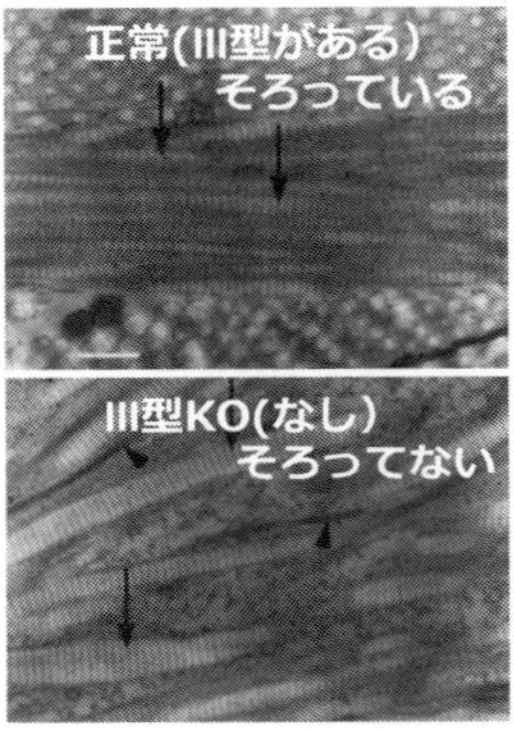


Ⅲ型がないと均一なコラーゲン線維ができない
[Lu X et al., PNAS 1997 ; 94 : 1852-1856]。

**図Ⅱ-10　卵殻膜で増えるⅡ型コラーゲン**

さなどが揃っていないことが分かっています（図Ⅱ-10）。他の研究成果でも、身体の中のコラーゲンの七割以上を占めるⅠ型コラーゲンですが、原線維から成熟したⅠ型コラーゲンをつくるときに、Ⅲ型コラーゲンや、デコリンというプロテオグリカンがないと、きちんとしたⅠ型コラーゲンができないことが分かっています。

私たちのこれまでの実験結果から、適切な量の卵殻膜に結合した皮膚線維芽細胞たちは、若い細胞環境をつくることが分かってきていて、マウスでの実験でも、若返りに必要な同じ三つの遺伝子が、有意に増えることを明らかにしました。天然の素材は、進化の軸の上で淘汰されず生き残ってきた組み合わせなので、研究はなかなか難しいですが、その不思議を解き明かすことには自然の知恵、生活の知恵の輪を解く面白さがあります。

これらの卵殻膜の研究から、良い化粧品、良いサプリメントは、身体の細胞に働きかけ、細胞たちによい刺激を与えるものであることが分かりました。細胞の仕事を奪うのではなく、年をとって働きの悪くなった部分に刺激を入れて、細胞を元の健康な状態に戻すための手助けをしてあげるものといえます。卵殻膜は、細胞のオートポイエーシス能力をアップするといえます。

## 外部から体幹や姿勢が正しくなる刺激を入れる機能性ウェア

さて、姿勢を正しい方向に誘導するウェアについても経緯をお話ししましょう。これは、高校のときに剣道三段を取ったという小山由朗さん（㈱連由・代表取締役）という方と意気投合して始めることになったもので、わずかな刺激に身体が応答して変化し、それが立ち方や歩行時の微妙な変化にきちんと現れるということです。日々の生活で培われた本人のちょっとした癖が、解析してみれば、再現性よく現れるわけです。そのことが分かったことは学問上でも大収穫です。実際、私たちの研究室の社会人博士の大川孝浩さんの研究が「歩行と姿勢（Gait & Posture）」という名前の国際誌に掲載されました。今も一緒に仕事をしてくれている理学療法士でかつ脳科学を専門にしている長男の友章さんやその仲間の東京農工大社会人博士の田中和哉さん、高田勇さん（理学療法の世界の草分けで魔法の手をもって様々な治療方法で患者さんを救っている元藤田保健衛生大学・教授冨田昌夫先生のお弟子さん）たち、理学療法士の方々と一緒に研究することで明らかになってきました。東レ株式会社で研究を続ける鈴木英俊さんと私たちの執念が実りつつあります。ちょうど定年の数ヶ月前から始まった東レとの共同研究が始まって一〇年、この間に、身体の皮膚感覚についても分子や細胞レベルでの研究がすすみ、さらに身体素材の硬さ・柔らかさが幹細胞を生かす環境となることが分ってきました。さらには、「第三の脳」と命名されたものの、進化的には実は「第一の脳」である表皮の細胞は、神経や筋の細胞と同じようにイオンを通すチャネルタンパク質を発現し、なおかつそれにより互いに連絡しあっているのです。つまり身体を被っている皮膚全体で応答することができるのです。IT時代に影がうすくなってしまった生身の身体を、科学で取り戻せそうな段階にきています。

小山由朗さんのアイデアですが、剣道では袴を着用するときにコツがあり、それを外すと試合に勝てない。そのコツとは、袴をはくときに縛る紐に結び目を三つつくって、体幹の腰を輪切りにしたときの三点を皮膚で感じ取れるようにし、その三点の中心がほぼ身体の重心になるように意識することなのだそうです。結び目は凸型となっているので、皮膚をその三点で圧迫することになります。小山さんは、自身の身体感覚で一〇〇に近い特許を発明しています。世阿弥以来身体にこだわっている日本人の中の日本人です。

皮膚には触覚、圧覚を感じる神経細胞があり、それらがセンサーとなって圧を感じ取り、固有受容感覚[*12]と協力して体幹の筋群をうまく調節するのだと思われます。この三点をきちんとした場所につくらないと、自分で重心に相応する「丹田《たんでん》」を意識できないとのことでした。私の方で理解できているのは、太極拳を動作するときの重心制御感覚です。腹筋と背筋をうまく使って、丹田の感覚を生み出

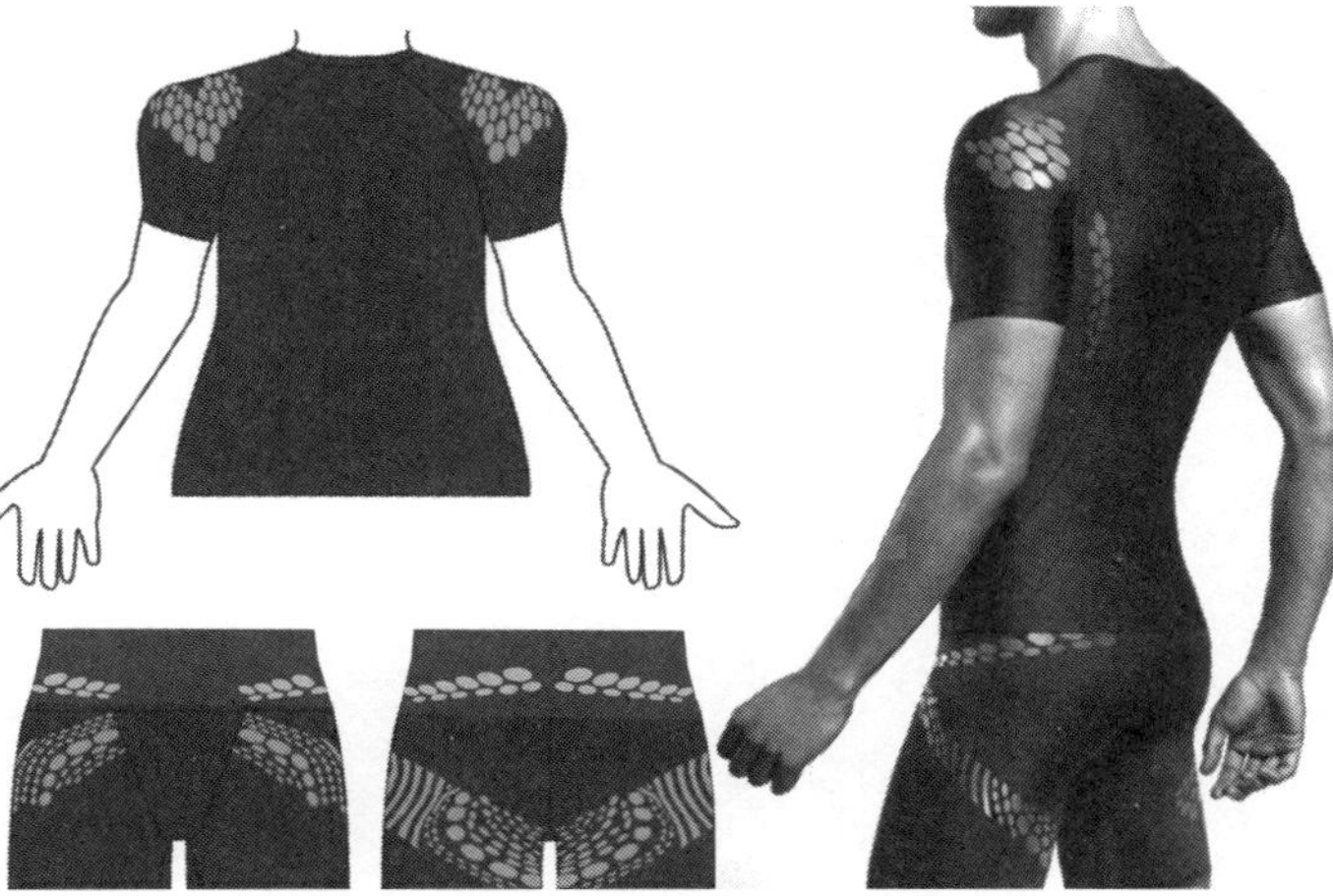

**図Ⅱ-11　良い姿勢を誘導する機能性ウェア**

袴を着用するときのポイントからヒントを得て、人間が肌への僅かな触覚刺激を感じて姿勢を変化させることを誘導する。超高齢化社会の必需品。姿勢が良くなり歩くことが自然にエクササイズになり、カロリー消費量もアップする。

すわけですが、これも、ウェストではなく、丹田が位置するというおへその下三㎝のあたりに腰ベルトをすると、知覚しやすいのです。丹田が大事だということで、この共同研究が始まりました。

実際に、アパレルブランドの「ユニクロ」から数年前に「イージーエクサ」という名前で売り出された機能性アンダーウェアを図Ⅱ-11に示しました。肩の部分のパッチは、伸縮性の低い布でつくられており、上半身が前屈みになると皮膚への「アテンション（注意喚起）」となり、姿勢が改善されます。誰にも多かれ少なかれ、前後や左右にアンバランスがあるのですが、これを皮膚への刺激を介して正常に修正するわけです。感覚系の性質は、すぐに慣れてしまうのが特徴的ですが、私たちはじっとしていないで、動くわけです。動く度に刺激が入力されることになります。人間がいかにファインチューニング（微細かつ繊細な調節）をされてできているのかが分かります。さらに、姿勢が良くなり、バランスが良くなると、歩くときにも足がきれいに前に出るようになり、意識せずにわずかに歩幅が広くなり、わずかにエネルギー消費量もアップします。「イージーエクサ」の名前は、良いエクササイズを誘導してくれる、気持ちよくエネルギー消費量をアップできる、という意味でのネーミングですが、もちろんウェアからもらったアテンションをさらに高めて意識して歩幅を広くすると、さらにエネルギー消費量が上がります。本質的に重要なことは、バランスが良くなることで、膝痛や腰痛など、直立二足歩行を獲得した代償として多くの人々が苦しんでいる問題もサポートしてくれるということです。百年を超えて生きることができるようになっても自由に活動し続けるには、膝や腰の細胞たちに元気に長生きしてもらう必要があります。細胞が生きている我が身体です。良いサポート、自らの気づき、これらを組み合わせて本来の「いのち」がもつ偉大なる可能性を引き出す商品開発に切り替えてゆく必要があります。おんぶにだっこしてくれる商品ではなく、細胞にも身体にも脳にも活性化と気づきを促す商品開発、このような大事で面白い研究を今後も進めてゆきたいと思っています。

私たちは、他の動物にくらべて大きな脳を発達させてきました。視覚や聴覚だけでなく、毎日身にまとう衣類は、皮膚を介しての触覚との相互作用を考えることで、日常生活の中で、無防備な身体に対して、良い刺激を与える可能性を期待することができます。

デズモンド・モリス『裸のサル——動物学的人間像（*The Naked Ape*, 1967)』〈改版〉日高敏隆訳、角川書店、一九九九）という本があります。人間は、毛が豊富に生えている他のサルを卒業して、裸のサルになりました。裸だからウェアを着る。ウェアのポイントは、まずは防寒と環境ストレス（乾燥、紫外線、メカニカルストレス〔怪我〕など）からの防御、保水、着心地、肌触り、など考えてみれば、外環境からの防波堤になっています。それだけではなく、同じく「ユニクロ」の防寒機能ウェア「ヒートテック」に使用されているような素材は、自分自身がつくりだしている熱を再利用できるようにする工夫で、今や老若男女の必需品となっています。このヒートテックの産みの親である東レの堀野哲生さんも感性豊かな方でスポーツ好き。死ぬほどの試行錯誤の末に偶然と必然から生まれた素材です。この必然性を決めたのは、女性の繊細な皮膚感覚だったことはＡＮＡの飛行機の中の映画で知りました。

四季の変化がやや昔と異なってきた日本ですが、私はいつも夏から秋にかかる九月に風邪をひいて、大事な一～二週間の仕事の効率が落ちていました。それは、三寒四温とはいわないまでも夏から秋への変化は微妙で、秋服への衣替えをいつ決断してよいか分からないためだ、ということが分かり、この季節の私のリュックの中には必ずヒートテックのキャミソールが一枚入っています。とくに下着は第二の皮膚。見た目のデザインを考えれば下着といわず、見せられる第二の皮膚になります。

身心一体科学から考えると、触覚は、視覚・聴覚・味覚・嗅覚に次いで、五感の一つに取りあげられているインターフェース[*13]ですし、何よりも全身で応答できるわけですから、もっともっと触覚を介した機能アップの有効性をアッピールしてゆくことが大事です。親子の間の触覚を介してのコミュニケーションは、人間の心の成長に大きく影響することが分かってきています。

## いのちを知り生かす

肉体労働から解放されたいという人間の努力によって、人工物に取り囲まれて生活をするのが当たり前になり、いつのまにかぼうっとテレビを見続けたり、ゲームやインターネットに夢中になって、時間を過ごすのが当たり前になりました。

私たちの身体は、他の動物と同様に、自然が生み出した自律システムをもつ細胞たちからなる、超システムといえるでしょう。このシステムの生存原理は、活動依存性です。つまり、細胞は仕事ができるような状態でなければ、生きている理由がなくなるということです。二〇~三〇歳をピークに細胞数が減少するという統計データは、まさにこのことを表しているように思えてなりません。私たちは、お母さんの胎内で、狭いながらも重さを苦とせず浮かんでいた状態から、自ら重さを支えなければならない1Gの世界に産み落とされ、その如何ともし難い重さに打ちのめされ、産声をあげるのではないでしょうか。そんな思いをして生まれる可愛い赤ちゃんは、動かない、動けないからこそ皆に抱きあげられ、頬ずりされ、たくさんの触覚刺激を皮膚からもらい、唇を使って外の世界を脳に刻んでいきます。母の胎内にいたときとは違い、自分で動きたい衝動で、体重のほとんどはベッドの上に預けたままでありながらも、重さをなんとかコントロールして、手足をばたばたさせるのです。見事な腹式呼吸で酸素をとりこみながら、そのうち、寝返りをうち、腹ばいになって首をもたげ、思わず後ずさりしながら、四つ足で前進できるようになる。その後、はいはいをするようになり、立って歩き、走るようになる。このような動作プロセスを、私たちは成長と呼んできました。できないことができるようになるプロセスですから、確かに成長ですが、はいはいのときには、立位歩行や走行とは異なる神経と筋群を使っています。動きがはいはいに近い掃除の雑巾がけは、身体バランスのトレーニングとしても良い運動でしょう。

経済や政治の世界でも、「成長」を見直さなければならないのかもしれませんが、私たち自身の身心の成長も見直す必要がありそうです。脳の神経細胞間の回路は、記憶として残るメカニズムがあるようですが、それ以外の細胞たちには、脳の記憶と同じような形式では記憶を残すメカニズムはありません。私たちは、工夫によっては、自分の身体がもつ、優れた能力を引き出すことができます。昔からの生活の知恵には、「秘密」がありそうです。武術でいう「心技体」すなわち身心を一つにする技は人間が編み出したものです。

脳に様々な「理《ことわり》」にかなう記憶をとどめながら、整理整頓を心掛けている細胞が生きている自らの身体に思いを寄せ、少しのわがまま（たとえば「人間がおいしいと感じる糖や脂質」は、摂りすぎると細胞にとってはストレスです）を聞いてもらいつつ、細胞たちに協力できるようになりたいものです。新しいいのちの原理からの健康産業分野は、狂いそうになっている人間世界の再構築に貢献するでしょう。死の兵器産業ではなく、「いのち」を知り生かす、身心一体科学からの健康分野、「人間の生き方を科学で探る『ヒューマンコアサイエンス』創成」が必須です。私たちが開発した機能性ウェアは、左右のアンバランス補正に貢献します。昔、野口晴哉さん[*14]が「悪癖」を断ち切ることの重要性を著書『整体入門』（筑摩書房、二〇〇二）で述べていましたが、今、自分の意識にのぼらずとも、それは細胞の機械的応答から説明できるようになってきました。

人間の身体は三七兆個の細胞からなるといっても、実はそれらの細胞たちはクローンで、互いにコミュニケーションしあっています。生殖年齢が終わるまでは、生物の目的である「種」の保存に必要な、次世代のための身体（の健康）を保障する様々なしかけがあります（女性ホルモンは健康をサポートする有力な分子シャペロンのような存在です）。

しかし、それが過ぎたあとは、加齢を積極的に進行させる遺伝子はないのですが、健康への大きなサポートとなる性ホルモンの恩恵からは見放されます。ただし、性がない動物も存在することから分かるように、「生命」は、自己保存のための様々な工夫をしています。触覚を介して、あるいは運動によるメカニカルストレスなどは、最も基本的なシステムですから、それを健康のためや、抗加齢効果促進のために利用しない手はありません。

そうでないと、生殖年齢を過ぎたことが明確になる閉経後の女性は、健康への出口なしになります。ちょっとしたアンバランスが、あちこちの局所に炎症を引き起こし、そこにいた細胞たちは、変質します（癌なども局所の環境が問題であるとの研究が出ています）。呼び水に追い風のごとく、生殖年齢を過ぎいずれ死ぬ身体は、次世代の栄養分となる生命の掟があります（土に還って栄養分となる）。

生命（とくに動物）は、炎症で病気になることも含めて、循環する生命システムとして進化してきました。実際、飽和脂肪酸の一つであるパルミチン酸を外から投与すると、炎症応答[*15]が起こるのですが、それに呼応するかのように、身体内の弱い他の部分でも炎症応答が起こることを、東京大学の永井良三先生のグループが発見しました。この話に、生命システムの深遠さを垣間見てしまった、との感想をもったといわれたことを思い出します。

人間は、その掟を、成長時間のそこここで破って、動物である「ヒト」を、まさに動物と異なる面をもつ「人間」に育てあげる工夫をしてきたからこそ、人間文化を創りあげてきたのです。早産で生まれるから、周囲の人たちの援護なしには生きてゆけないという、そのこと自体が、共感性・教育可能性の高い人間を生み出したことは、最近の脳科学ではさらに明白になり（生理的早産説[*16]）、胎内環境、生まれた環境の影響の大きさは無視できないものとなっています。象は、五回目に生え替わった歯がぼろぼろになって食べ物を食べられなくなったとき、死を迎えるそうです。多分、節構造をもつ私たち脊椎動物の脊椎や他の多くの関節も、ファインチューニングされた進化の創作物です。

ニュートンによる「重力」の発見が、他の星座の運行などの科学からひどく遅れたのも、自分たちが住んでいる地球そのものについてだったからでしょう。なかなか対象化できないのです。生命システムの構築原理の中に組み込まれているからだと思います。そろそろ、その本質を明らかにする科学分野を創成しましょう。新しい時代を創る人間の革命になると思います。地球に生まれた「いのち」を、人間が発見できるか、です。

生命科学と脳科学の進展は目を見張るものがありますが、そのエッセンスを、人間が生きること、人間社会の構築に活かす取り組みが必要です。禁断の木の実を食べた人間は、その自覚が必要で、「汝自身を知れ」という古代ギリシャの格言を実行に移す取り組みが必要です。

【注】

＊1 ↓序章＊3参照〔49〕

＊2 腕の手首（腹側、親指側）のところで皮膚表層を走っている動脈。上から触れると拍動を感じることができるので脈拍を測るときに、頸動脈とともに用いることが多い。〔49〕

＊3 私たちの体の中では細胞が常に身体自体を作り替えている。これにはエネルギー・ATP（アデノシン三リン酸）が必要である。主に糖質と脂質の化学構造に蓄えられているエネルギーを使ってADP（アデノシン二リン酸）を、一つリン酸基が多いATPに作り替える。糖質は炭素が六個のグルコースが主要なエネルギー源である。半分の炭素三個のピルビン酸か乳酸まで分解する過程の中で、ATPを二個作り出すことができる。三炭糖は、酸素の供給が十分あるときには乳酸はあまり生成されないが、糖の急速な分解を必要とする強度の高い運動では化学平衡が乳酸形成に傾き、乳酸は、細胞の外（組織液中や血中）に運ばれる。血液中の乳酸濃度は、日常生活や歩行や軽いジョギングなどでは約二ミリモルほどであるが、強い強度の運動が続くと、徐々に血中濃度が上昇し、運動強度をさらにあげると指数関数的に上昇する。この血中乳酸濃度が指数関数的に上がる運動強度を、乳酸性閾値（ラクテート・スレッショールド：LT）という。血中乳酸値が上昇すると、解離している水素イオンが血液の酸性度が上昇する。水素イオンは血中に存在する炭酸水素ナトリウム（$NaHCO_3$）イオンと

反応し、水（$H_2O$）と炭酸ガス（$CO_2$）に変換される。炭酸ガスの溶解度は高いので血中炭酸ガス分圧が高くなる。脳の延髄に存在する呼吸中枢をつくっている細胞が、炭酸ガス分圧に反応して呼吸を刺激するので、LT以上の運動強度になると呼吸数や換気量が増加し始めるので、内部からの呼吸応答反応の上昇により、このLTに相応する運動強度が分かる。〔53〕

＊4　Atomi Y, Shimizu M, Ohto-Fujita E, Atomi A, Hayasaki S, Higashi Y, and Atomi T. Geroscience From Cell-Body Dynamics and Proteostasis Cooperation Supported by αB-crystallin and Human Will ~ A Proposal of "Body-Mind Integrative Science." In: Asea AAA and Kaur P, editors. Regulation of Heat Shock Protein Responses, Heat Shock Proteins, 14, 305-357(2018) https://doi.org/10.1007/978-3-319-74715-6_13.〔67〕

＊5　チューブリンタンパク質がつくる線維構造・微小管の研究者。細胞内で微小管の動きを動的に観察したところ、微小管の線維が延びたり、短縮したりすることを初めて発見して、動的不安定性と命名した。現在、ハーバード大学教授。〔67〕

＊6　↓はじめに＊2参照〔67〕

＊7　一九五九年東京生まれ。生物学者。現在、青山学院大学教授。「生命とは何か」を分かりやすく解説した著書多数。〔68〕

＊8　Vojnits K, Pan H, Mu X, Li Y, Characterization of an injury induced population of muscle-derived stem cell-like calls. Sci Rep. 2015: 17355. doi: 10.1038/srep17355.〔71〕

＊9　Kim JY, Cheng X, Alborzinia H, Wolfl S, Modified STAP conditions facilitate bivalent fate decision between plulipotency and apoptosis in Jurkat T-lymphocytes. Biochen Biophys Res Commun, 2016, 492: 585-591.〔71〕

＊10　US14/397, 080 Generating pluripotentcells de novo〔71〕

＊11　コラーゲンやヒアルロン酸など、細胞の環境を造る物質を細胞外基質という。この細胞外基質を専門に造り、ターンオーバーさせるのが線維芽細胞。皮膚は表皮と真皮の二層に分かれるが、真皮は、この線維芽細胞たちと彼らがつくったコラーゲンやエラスチンなどから成り弾力性を維持している。〔76〕

＊12　私たちは外界を知るために五感（視・聴・嗅・味・触）を含めて感覚細胞を発達させている。視覚は光を、聴覚は音を、嗅覚と味覚は化学物質に反応して情報を脳に送る。固有受容感覚は、触覚と共通点が多く、伸長・圧迫などの機械的刺激に応答して情報を脳に送る感覚系の神経細胞の仲間で、骨格筋には筋紡錘として、骨と骨をつなげる腱には腱紡錘や靱帯や関節にも存在するマイスネル小体などの受容器を指す。〔82〕

＊13　(interface) 元は界面、接触面の意味で、人間と自動機械をつなぐ様々な操作。ここでは、二つの異なる階層をつなげる方法。〔85〕

＊14　（一九一一〜一九七六）整体指導者で野口整体の創始者。〔88〕

＊15　生体反応のうちで、生体にとって良くない（病態につながる）応答。〔89〕

＊16　アドルフ・ポルトマン（高木正孝訳）『人間はどこまで動物か――新しい人間像のために（*Biologische Fragmente zu einer Lehre vom Menschen*, 1951)』岩波書店、一九六一年〔89〕

**＊〔　〕は本文の頁数**

# 第Ⅲ章　あなたの身体に棲む「いのち・細胞」の行動原理を理解しよう

## 一　身体の現場の「活動」でいのちを紡ぐ細胞たち

### 生きる現場は、細胞・身体・タンパク質で、「活動依存性」

私たちの身体の中、細胞内外では様々な化学反応が連続的に起こっているのですが、非生命と異なるのは、常に「内部恒常性」を維持しようとする傾向が働いているということです。一例を挙げますと、運動で体温が上がると汗をかく。発汗すると気化熱を奪うので体温が下がる。たとえば外気温が上がっても下がっても、身体内、細胞内の温度は、一定の幅の範囲内に維持される。体温だと下がっても三五℃、上がっても四二℃ほどで、四五℃や五〇℃に上がるなど聞いたことがありません。

血糖にしてもpHにしても同様です。食事の後、血糖が上昇すると膵臓のβ細胞がインスリンを分泌し、そのインスリンが筋細胞や脂肪細胞に作用し、糖の取り込みを促進する。あるいは走る速度を上げてゆくと、呼吸が苦しくなるのは、以下の理由があります。筋肉で乳酸が産生され始めると、水素イオンが増えpHを下げる（酸性になる）ので、ホメオスタシス（恒常性）を維持すべく、血液中の炭酸水素ナトリウムイオンを使って中和をする。中和するとき炭酸ガスと水が生まれるのですが、これは血液中の炭酸ガス分圧を上昇させ、延髄の呼吸中枢を刺激して換気（呼気量）を高めるため、呼吸が苦しくなるわけです。これらホメオスタシス維持の活動は、身体のあちこちの細胞たちがやりとりして、自分たちの環境条件が変わらない方向に戻そうとして行っているのです。

ホメオスタシスが維持される非常に狭い範囲の中でのみ、私たちの細胞は元気に生きていられます。その範囲から外れてしまうと、生命は非常に危ないのです。これらの現象に関わっているのがタンパク質です。たとえば、タンパク質の塊である卵をゆでると硬くなります。タンパク質の組成は変わらないのに、性質が変わるわけです。実は、卵をつくっているタンパク質の形が変化して、液体状だった黄味も白味も硬くなります。これを「タンパク質の変性」といいます。ゆで卵になったら、元の生卵には戻りません。細胞の機能の多くは、タンパク質ごとにそれぞれのかたちをもち、かたち同士でやりとりするタンパク質が担っています。

これは化学的な条件変化の例ですが、メカニカルストレス（機械的刺激）に応答が可能な範囲もあります。力学的なホメオスタシスもあり、様々なレベルで極端にならずにバランスが取れるようにすることは非常に重要です。

遺伝子をコードしているDNAはシンプルで、二重らせん構造は美しくほれぼれするほどですが、タンパク質の設計図の情報なので、それだけでは現場対応しないし、できない。図Ⅲ・1は、遺伝子との付き合い方と私たちが実際に生きることをシンプルに示したものです。両親からもらった遺伝子は換えることはできない。少々ミスがあるからといって私たちは遺伝子治療はしません。病気の治療でも実際あまりうまくいっていないようです。現在の治療の主流は、細胞治療に傾いていることからも分かります。

細胞の中で、その時その時の実際の活動に応じて必要な遺伝子が「活動依存性」に読み出され、メ

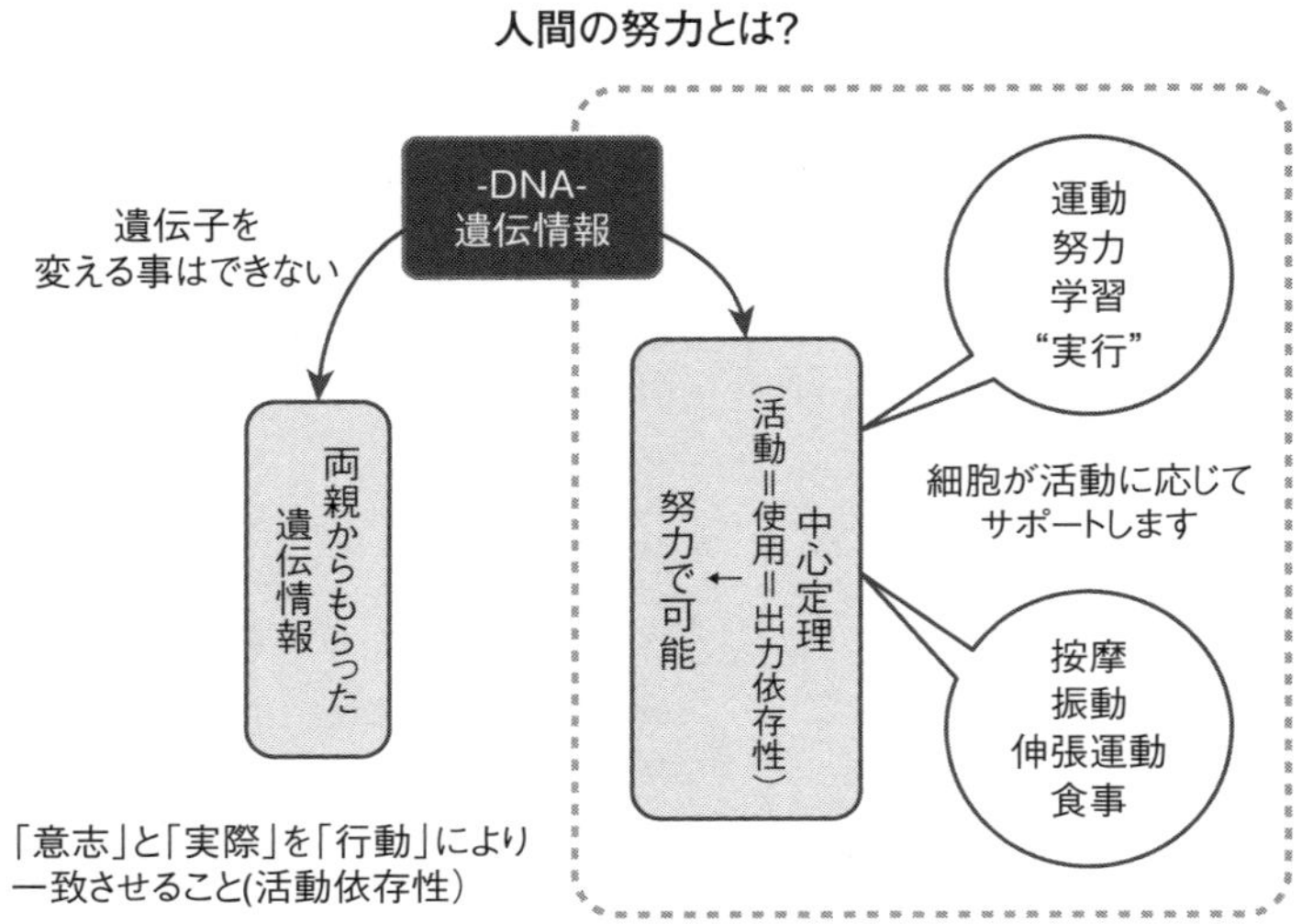


図Ⅲ-1　遺伝子との付き合い方

ッセンジャー（mRNA）に変換され、タンパク質となります。アミノ酸をコードしているmRNAを切り出しつないだRNAが、mRNAです。アミノ酸にコードされていない部分はノンコーディングRNAと呼ばれ、昔はただの邪魔者と思われていたのですが、最近は、mRNAのうち、実際にタンパク質に変換する量を調節するなどの調節機能をもつことが分かってきました。この過程で、mRNAの配列に応じてアミノ酸を一つひとつ連れてくる伝令を受け持つ分子（tRNA）も、実はノンコーディングRNAに含まれるのですが、これについては現在、タンパク質に使われる二〇種類のアミノ酸に対応した二〇種類のtRNAが存在することが昔から分かっていました。最終的にタンパク質合成工場（リボゾーム）で、mRNAの情報の順番にアミノ酸をつなげてゆき、ひも状のタンパク質ができます。この段階でもヒモ状のタンパク質には、分子シャペロン（主にＨＳＰ70）が結合して、凝集しないように手助けをしています。アミノ酸の配列でタンパク質のかたちが決まりますが、このタンパク質のかたちが異常となり分解できなくなり細胞内に溜まってしまうのがアルツハイマー病に代表される神経疾患であることからも分かるように、込み入った細胞内では、かたちのお世話をする分子シャペロンが存在していることが大変重要です。私たちの身体の細胞内で行われているこうした情報の流れは、一方向性です。これをフランシス・クリック（Francis Harry Compton Crick 一九一六‐二〇〇四）は、「セントラルドグマ[*1]（中心定理）」と名付けました。図Ⅲ‐1にあるように、運動も食事も勉強も、実際にすること（活動）は、遺伝子情報を必要なタンパク質に変換することです。少々遺伝子に変異があり、実際には、少し働き方の効率が悪くなるタンパク質ができることもありますが、類似のタンパク質が助け船として一緒に働くとか行動や学習を増やして、ストレスタンパク質ともども合成するタンパク質を増やして対応したりできることがわかっています。

人間の努力と意思、それを実際の行動にすること。細胞は活動依存性に生きますから、きちんと仕事をあげないと、アポトーシス[*2]（自殺プログラム）で死んでいきます。適切な運動がなぜ健康によいかは、体中の細胞たちが協力して、仕事をする刺激となっているからです。それだけでなく、タンパク質のかたちのお世話をする分子シャペロンを増やすからです。それがアルツハイマーからの予防や加齢に伴う、様々な機能の低下を防ぐ方向性を生み出していると考えることができます。

## かつて日本には、重力を上手に利用する生活があった

タンパク質一つひとつには、かたち（コンフォメーション）があります。細胞内で起こっている生命現象は、基本的には化学反応であることを述べましたが、その化学反応を、ナノ・ミクロで分子のやりとりにまで遡ると、実は「かたち」のやりとりになります。タンパク質のかたちが壊れてしまうと、分子の正常なやりとりができなくなるか、効率が悪くなります。

実は、マクロな私たちの身体レベルでの環境とのやりとりでも、「かたち」はとても重要な問題なのです。米国NASAの生命科学研究所長のヴァーニカス（Joan Vernikos, Ph.D.）さんの著書二点をご紹介します。一つは、『*G-Connection*』[*3]（二〇〇四）というタイトルで、Gは、「gravity」のGです。もう一つは『*Sitting Kills, Moving Heals*』[*4]（二〇一一）です。前者には、「日本の昔の生活は、重力を利用した素晴らしい生活習慣があった」ことが紹介されています。畳に座り、そこから立ちあがる生活や、自分の足で歩く生活も含めて、重力を生活の中で利用しており、生活の中で身体が鍛えられていたことになります。

1Gという重力の下でずっと暮らしているので、重力があるということは当たり前すぎて、なかなか意識に上りません。細胞のしくみから私たち人間の動きや、運動あるいは物の考え方まで、重力や地球という環境に強く影響されていると考えられます。

図Ⅲ-2は、もともとは動画なのですが、宇宙飛行士の毛利衛さんが、宇宙船の中で足が床に着い

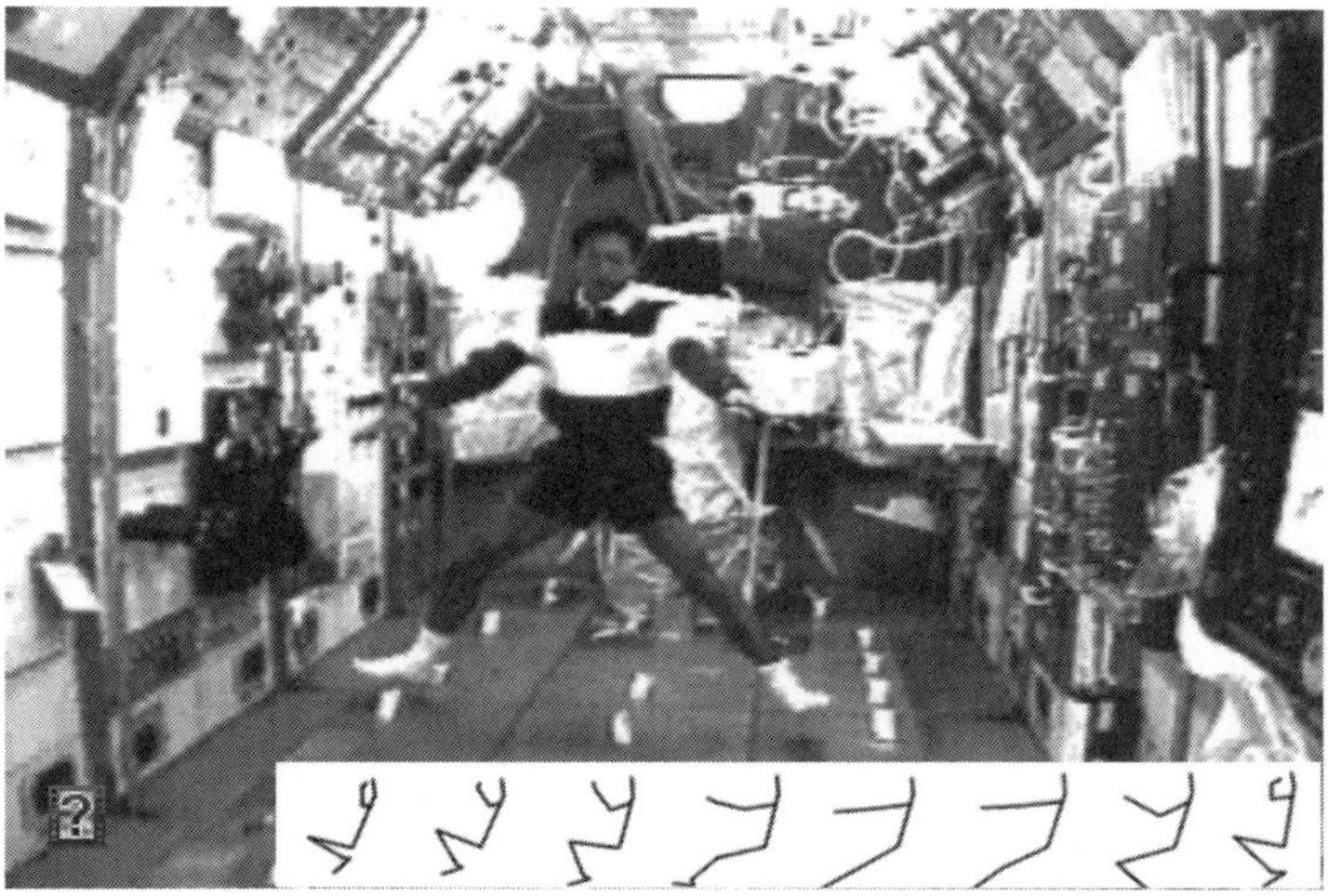

**図Ⅲ-2　ヒトと重力**

足場がない宇宙船内では直立姿勢をつくれない。微小重力下で体操する毛利さんから何を学ぶか。

ていない状態で、一定の位置で体操をしている場面を切り取ったものです。この体操がどれだけのカロリー消費になっているかに興味をもった大阪体育大学の金子公宥先生が、体操の動作から計算したところ、地上での歩行と同じであったとのことでした。以前、京都で「宇宙・心身・いのち」というシンポジウムで、毛利衛さんにこの体操は難しかったかとお尋ねしたところ、難しいわけではないけれど、金子公宥先生が描いたスティックピクチャー（図Ⅲ-2右下）のように、背中を真っ直ぐにするということは宇宙空間ではできないとのことでした。背中と首と足が一直線にならない。真っすぐできないんですね。地上では床に支点をつくれるので、多分節構造をもつ脊椎《せきつい》の構造を「S字」状にすることが可能ですが、宇宙では直立二足歩行をすることは、ほぼ不可能です。

このことは、培養細胞がシャーレの上で分裂したり、生存できることの本質を理解するのに有効です。培養細胞は、くっつく（接着する）土台がない、あるいは化学的に結合できないと、死んでしまいます。また通常、幹細胞は、（細胞培養のための）ディッシュの上で培養すると、「何にでも分化することができる」という性質が消えてしまうのですが、それは、支点をつくることができても、体内でのそれぞれの細胞の生存環境と異なるからです。iPS細胞の発見にノーベル賞が与えられましたが、最も基本的な細胞がそれぞれの特性を失わないような基本条件については、理解が進んでいません。

## 細胞は環境に応じてかたちを変え弱い部分を強化する

研究の方法論から、かたちの評価や動きの解析はそう簡単ではないので、人間でも細胞でも、きちんとした評価系ができていません。しかし図Ⅲ-3に示すように、私たちの身体内の細胞たちは、分子を線維状に並べたり結合したりして、かたちや伸長・短縮などの運動や変形ができるのです。筋細胞だけではありません。自分の身体をよくよく観察すると、身体のあちこちでつぶれたり伸ばされたりしています。その度に細胞が壊れては困ります。私たちが強い力を発揮したり、動いたりするとき、神経細胞からの指令を受ける骨格筋細胞はもちろんのこと、中胚葉由来の細胞も、その他の細胞でも、常に機械的な刺激が加わっているし、強弱の差はありますが、自分でも生み出しています。細胞の中

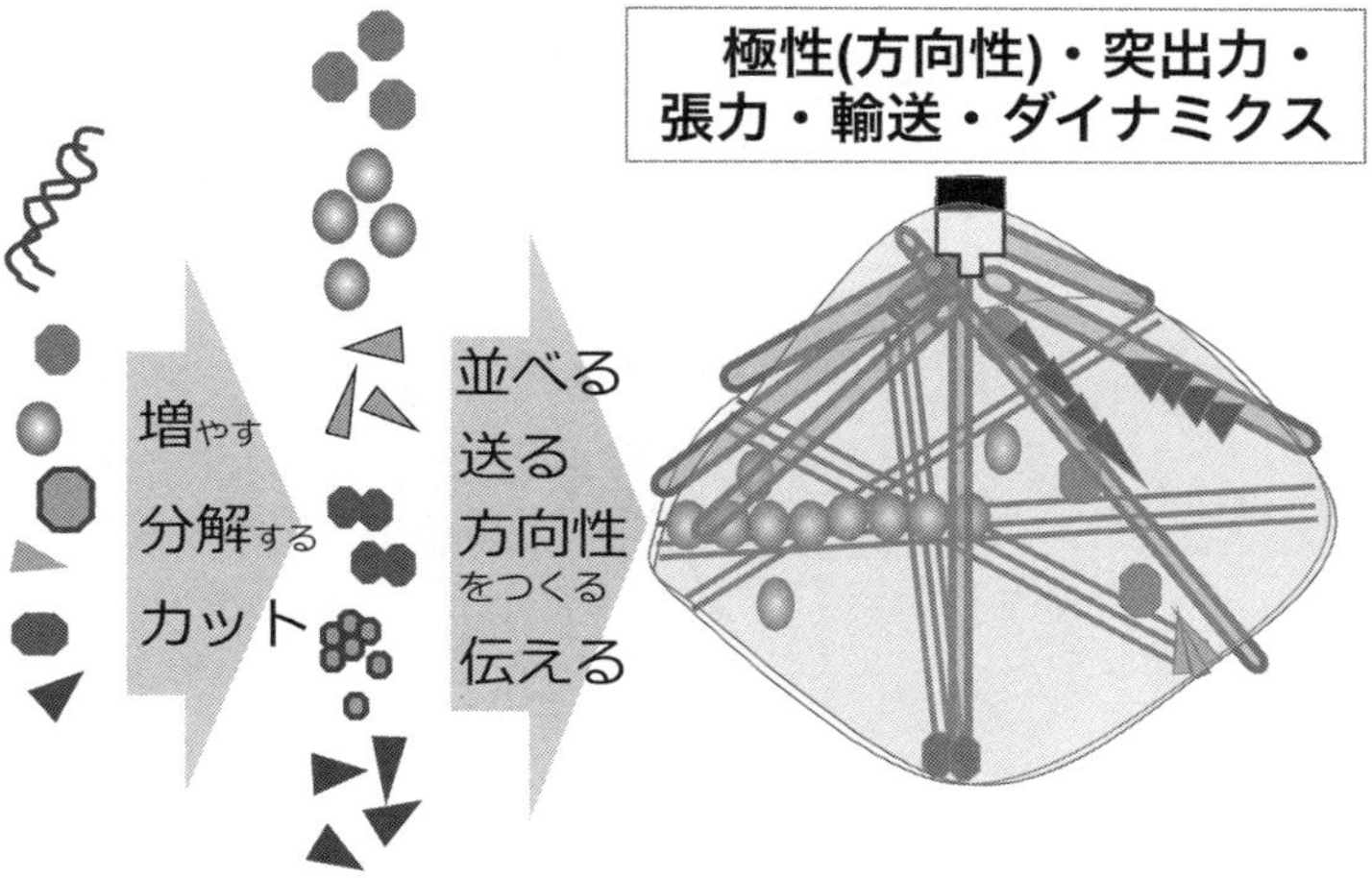


**図Ⅲ-3　細胞にも骨格がある**

細胞骨格は形・力と連携した機能的な「化学反応の場」を3次元的につくります。細胞は、細胞内の分子を試験官の中と同じように増やします。細胞骨格は、それらの化学反応が場や刺激に応じて変形し、形と連携して機能的に活動するために必要です。身体運動に応じて、細胞内でもここに示すような働きを作り出しています。それらを並べたり、一方向に送ったり、あるいは方向性自体を作ったり、方向性と連携してシグナルを伝えることができるのです。

は構造だらけなのです。そしてその構造は、主にタンパク質がつくっています。

図Ⅲ-4は、フランスの若手研究者であるマニュエル・テリー(Manuel Thery)さんが行った面白い実験です。細胞を通常のシャーレの上に乗せると、不定型のかたちとなります(A)。しかし、右の四つの図はすべて細胞のかたちが三角形です(B~D)。どのような細工をしたかというと、細胞の上段にある文字、▽やVやTやYの上に、細胞が結合する細胞外基質の一つであるフィブロネクチンを塗ったのです。そのような処理をした後で細胞を蒔くと、細胞は、皆逆三角形になったの

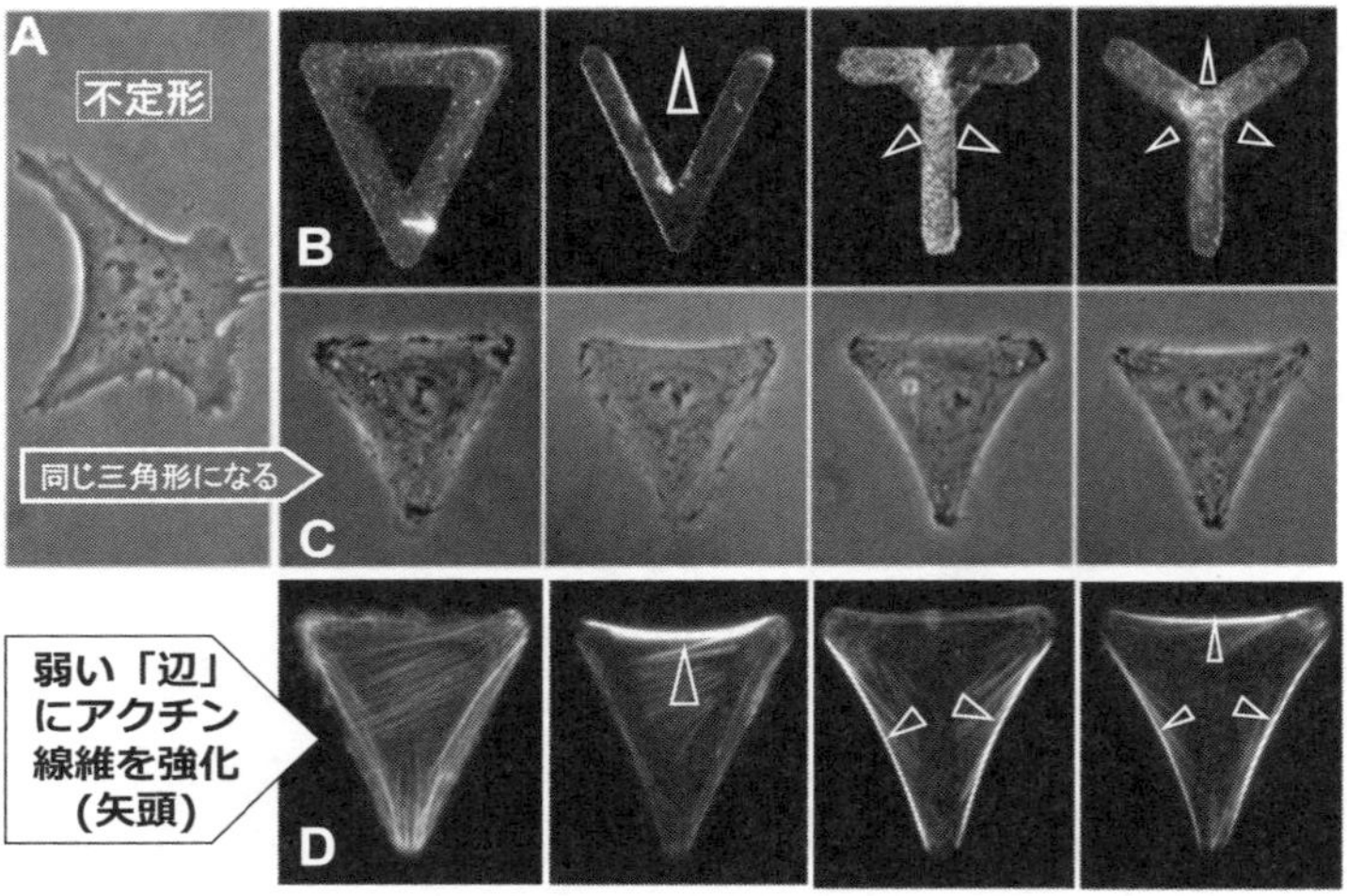


**図Ⅲ-4　細胞のかたちと接着面**

A：ディッシュ上では不定形。
B：▽、V字、T字、Y字の型に接着分子フィブロネクチンを塗布。
C：▽型、V字、T字、Y字型上の細胞は皆▽になった。
D：細胞のアクチン線維を染色して可視化した（矢頭部分はとくにアクチン線維が強化されている）。
［Manuel Thery et al. 2002］

です。

しかし、きっとそれぞれの細胞の反応に違いがあるはずです。テリーさんは、細胞のかたちをつくる細胞骨格と、支点である接着構造をつくるタンパク質が、どれだけ応答しているのかをみたいと思いました。細胞たちはみな、見かけは逆三角形なのですが、実際は、接着できない部分は、細胞骨格を構築し、その両端の接着点のタンパク質も増やしていました。つまり「弱い箇所を強化」することをしていたのです。この図の弱い箇所を補強しているのは、細胞骨格のうちのアクチンというタンパク質システムです。細胞は、自分で弱いところを感知し、強化していたのです。

　チューブリン（微小管）というタンパク質がもっている「動的不安定性」という性質については、既に簡単に説明しました。細胞骨格には三種類（アクチン、チューブリン、中間径フィラメント）あることを述べましたが、実は、ともに非常にダイナミックに伸縮しながら張力を発揮しているのです。これまで、細胞膜の裏打ち構造をつくっているアクチンは、中心をつくらないと考えられていたのですが、二〇一五年の米国細胞生物学会で、チューブリンが伸長する核の部分と同じ場所に、アクチンにもコントロールセンターがあるらしいということが発表されました。これまで、細胞膜の直下で脂質からなる柔らかい細胞膜の裏打ちをしていると考えられてきたアクチンが、細胞外からの力学的な情報も含めて、様々な情報をもらいながら、中心をどこに置くかを決めつつ伸縮しながらチューブリン・微小管とやりとりし自分の位置決めをして、いつでも応答できるように協力しあっているようです。三種類の三つ目、この変幻自在に伸縮するアクチンとチューブリンよりもやや安定的で、太さも中間的な中間径フィラメントが、両者をとりもって、刺激に対し他の二者が壊れかけても、しばらく支える役割を果たしています。骨格筋では、チューブリン・微小管はあまり研究されておらず、中間径フィラメントの一つであるデスミンタンパク質が細胞骨格の中心的役割を果たしていると考えられています（が、私自身は、鍵はやはり、チューブリンとアクチンだろうとの直感があります）。

　目に見えづらくても、私たちはただ立っているだけでもゆらゆら揺れているのですから、ダイナミックに応答している活動こそが鍵を握っていると考えています。これについては、のちほど、αB-

クリスタリンというチューブリンのお世話係のタンパク質のところで説明します。

運動会で綱引きをするときに両軍が競っていると、綱は左右に引っ張られてはいるものの、大きく動きません。縄を引っ張っている人たちは両軍ともに、力を緩めれば負けになることを知っているので、ほんの一瞬の息継ぎで頑張りますね。細胞骨格の線維もこれと類似しています。わずかに伸び縮みしながら、拮抗する中で微調整しているのです。とくに体重や姿勢を維持するために働いている筋肉では、立位で立っている限り、その状態を維持するために抗重力筋が働き続ける必要があり、細胞骨格は伸縮し続けるので、分子シャペロン・αB‐クリスタリンを必要としているようです。

何気ない私たちの活動でも細胞やタンパク質のシステムが頑張っていることを知ると、私もそれにつきあって、細胞へも身体へも良い刺激を与え続けたいと思います。このように、自分の身体で生きる細胞たちの活動を思い謀り、自分の行動を決めるのが「身心一体科学」です。

## 身体の中の「力学的場」に合わせてかたちを変えた細胞たちの生存戦略集団

みなさんは、iPS細胞や大騒ぎになったSTAP細胞の話題で、細胞という言葉にはもうずいぶん馴染みになったと思いますが、自分の身体のことになると、ほとんど細胞レベルでは理解していないし、その必要もないと考えているのではないでしょうか。私は研究者ですし、何事も、原理原則やメカニズムを明らかにできる方法を長年探してきましたので、組織よりは「細胞」が核心を担うに違いないとかなり早くから考えていました。

跡見順子・大野秀樹・伏木亨編著『骨格筋と運動』（杏林書院、二〇〇一）は、「身体運動・栄養・健康の生命科学Q＆A」というシリーズの三冊目で、「骨格筋」も、その核心部分を知るために細胞から考えよう！　と、出版しました。それは、「変化」ができる私たちを支えているのが、「細胞」という生命の単位だからです。もともとお母さんの一個の受精卵が、いくつもの細胞に分裂して、近くの仲間と一緒に「組織」をつくるのですが、「細胞が組織をつくる」のですから、原理原則に近い「細胞」の一般的な性質から考えることにするのです。

組織とは、細胞が集まって長生きするための生存戦略です。多細胞動物である私たちの身体は大きく、一つの細胞では何ともしようがないので、分業することで、分裂して大きくなった身体という自分をみんなで協力しながら外部とやりとりし、生き続けようという戦略の一つなのです。どの組織が偉いというわけではなく、コントロールタワーとなった細胞たちが制御不能になると、結果的に自分も生きていられなくなるため、皆が協力して、分業しながら生きようと決めた仲間たちが組織なのです。骨格筋も、心筋も、脳も、胃や腸も、骨も皆組織です。ただし、組織は一種類の細胞からなるわけではありません。血液を運ぶ細胞や情報を伝える細胞たちは、細胞同士コミュニケーションしながら、分業する働きと、生存に必要な共通部分とを、ともにもつように組織化されます。分裂するだけではなく、分業することになった細胞は、「分化」を遂げたといいます。研究者の間では、分化した細胞たちが動的に生きているとは考えられていないことが多いのですが、眠っているようにみえる組織の中の細胞たちが、密かにタンパク質を作り替えていることが分かってきています。細胞骨格たちのダイナミックな活動は、私たちが眠っている間にも続いています。

「人間は自分で努力をすることができ、努力すれば変化できる」ということを知ってはいるものの、その理由は意外に説明がなく、「為せば成る為さねば成らぬ何事も成らぬは人の為さぬなりけり」（上杉鷹山）という格言などにより、それなりに経験と照らし合わせて納得してきたと思います。私も若い頃は、神を信じるよりは、この格言のように、あるいは禅宗の座禅のように、自分でやってみて納得する方が、合っていると感じてきました。やらないと何も起こらない、とにかくやらねばならないことはやると。

しかし、実際にはやりたくないことも、本当にやったらよいかどうか分からないこともあり、今ひとつ生き方を自らを説得できないようなことがありました。そこで、体育・スポーツ科学の分野に足を踏み入れることになってから、少し勉強すると、自分の身体の中のしくみの精緻さになかば呆れ、その追求をすること、とくに、「頑張れば、努力は報われる」ことの背景を、研究すると決心したわけです。そして、後で紹介するストレスタンパク質・αB-クリスタリンに出会ったのです。

それ故、機能の異なる組織ごとの違いに焦点を当てるよりも、もっと重要なのは、すべての細胞たちの生きる共通原理があることを調べることでした。そして、サポートタンパク質αB-クリスタリンを通じて出会ったのは、この細胞骨格でした。骨格筋は、使用性肥大廃用性萎縮[*5]という性質があり、刺激の有無如何によって大きさを変化させます。努力が分子の集まりとして目に見える組織なので研究しやすかったのですが、原理原則からいう細胞の研究としては、今でも、世の中で理解が進まない代表的な組織であることに変わりはありません。それ故、いつまでたっても運動も栄養も、分子からの理解は進んでいても細胞から遠く、先端細胞生命科学原理から遠いのが現状です。

## 二　数珠つなぎの「ひも」でテントを張ってかたちをつくる

### 不安定だから様々な「かたち」「動き」が可能な人間の身体

人の身体とタンパク質を比べてみると、共に「フォールディング（折り畳み）」が重要というオチがつきます。たとえば、ゾウやウマなどは、とても棒状やひも状に見えませんが、ヨガをする人間は、ひものように自由自在に身体を折り畳んだり、巻き戻したりできそうです。朝のラッシュアワーの東京で電車に乗るときには覚悟が必要です。油断すると、止まった車両の中から、数え切れないくらいの人間が怒濤のように降りてきます。それをみていつも感嘆するのです。混んだ電車にぎゅうぎゅう詰めになることができるのは、人間だからだと。ゾウやウマでは、背の高さがたとえ同じであっても、このような具合にはいきません。人はヨガのポーズのように小さく丸まることができますが、混んだ電車の中では、ほとんど棒状態です。とにかく面積をとらないようにすることができるのは、直立位という身体のかたちを獲得したからです。練習を重ねてゆけば、ヨガのようなポーズもとることができ、バレリーナのようにくるくる回ったりすることもできるようになります。そのような動作は、ウシやウマには、させようと思ってもできないのです。

## 機能を生み出す「ひも状」タンパク質

このような折り畳みができる細長いひも状の構造は、多様なかたちを生み出します。タンパク質も図Ⅲ・5のようにアミノ酸をつなげた一本のひも状の構造でつくられてゆきます。細胞内でできる最終的なかたちは、自身のアミノ酸配列により、ほぼ一定です。クリスチャン・アンフィンセン[*6]は、最終的にできるタンパク質のかたちは、アミノ酸の配列で一義的に決定されることを示し、ノーベル化学賞を受賞しました(一九七二年)。

タンパク質にもよりますが、お手伝いがないと、この折り畳みには大変時間がかかります。しかし生体内では、一秒もかからない短い時間で巻き戻しをするといわれています。とくに、私たちヒトの37℃という温度はタンパク質たちが形を維持しながら働く、ギリギリの温度なのだと思われます。だから瞬時に折り畳みを行わないと役に立ちません。上述したタンパク質のかたちも、細胞内においては温度が高いほどブラウン運動[*7]が大きくなり、実はゆらゆらと揺らいでおり、揺らぐ中でブラウン運動が生み出す小さなエネルギーを使って、仕事をしていることが明らかにされてきています。三七℃という温度は高すぎるのです。巻き戻しに時間をかけすぎると、揺らぎに邪魔されて、うまく巻き戻らなくなってしまうのです。筋肉が力を出せるのは、タンパク質が勢揃いして、実際にミクロン単位

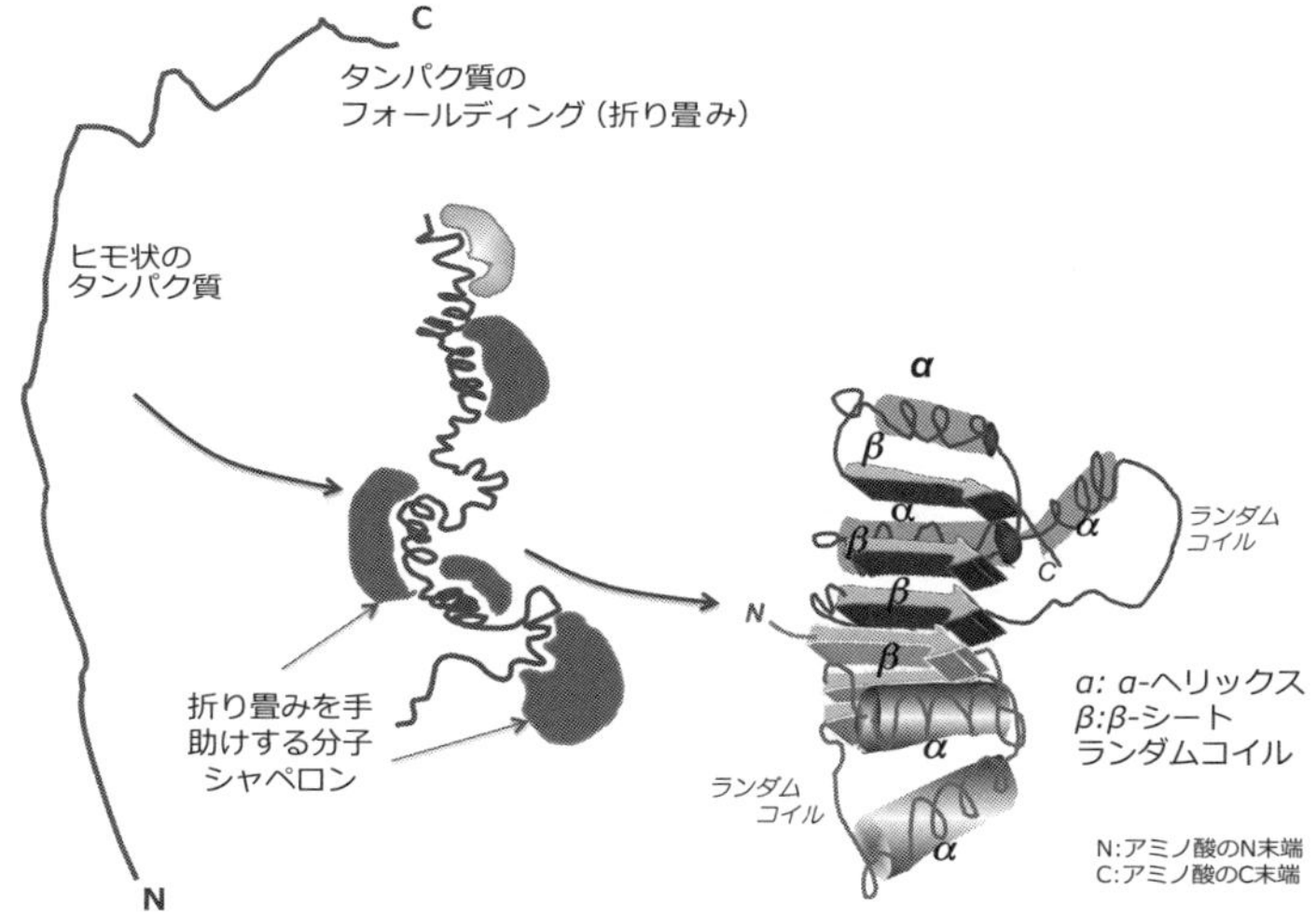


**図Ⅲ-5　細胞とタンパク質から考えるかたち・折り畳み（フォールディング）・健康**

タンパク質も人の身体も折り畳むことができる。細胞内はタンパク質など巨大分子が詰め込まれた満員電車の中のようなので、不安定な形のタンパク質にはお世話役の分子シャペロンが必要である。

の距離を動くからなのです。面白いことに、ゆっくり動く（収縮する）抗重力筋（遅筋）の方が、分子シャペロンをたくさんもっている（発現している）ことから考えると、タンパク質のかたちの揺らぎが大きいと考えられます。

タンパク質というのはアミノ酸をつないだものです。アミノ酸には、水を嫌うアミノ酸（疎水性）と、水と親和性の高いアミノ酸（親水性）があります。細胞内は、一応水環境といわれていますので、タンパク質のひもは、疎水性のアミノ酸が多い部分は、水を嫌って水に触れないように、親水性のアミノ酸は外側へとかたちをつくってゆきます。そのときにお手伝いするのが、図Ⅲ-5に描かれているような分子シャペロンなのです。ちゃんとしたかたちになるようにサポートをしてあげるわけです。常に適度にサポートができるということが、細胞の健康にとってはとても大事なことなのです。

このようにタンパク質からなる身体を動かすということは、「遺伝子情報を読む」だけで問題の解決策を探る科学の方法では、とてもみることができない「リアルな実時間」を「適応的」に生きてきた生命の可能性を明らかにします。脳は「思うように物のかたちをつくれる」、つまり「可塑性」が高いと考えられています。学習によって能力がアップする背景には、シナプス（Synapse）という神経細胞同士のやりとりを行う部位の構造（スパイン）のダイナミックな変化が関与していることが分かってきています。そのスパインは、細胞骨格の一つであるアクチンのフリーフォームと会合したアクチンフィラメント間のダイナミックな変化に対応していることが明らかになってきています。

このように、記号のやりとりだけの情報の世界では、「身体がもつかたち」や「動き」が入り込む隙がありませんが、変化を可能にするサポート役を生み出した、「適応・変化を支えるタンパク質」のリアルな世界と直接つながる身体の素晴らしさ、努力の貴重さをなんとか取り戻してゆきたいと思います。

日本には、身体へのこだわりを文化にした歴史がありましたが、「意味のない面倒なこと」と位置づけられてしまい、今まさに消え失せようとしています。私には、そのことに反発がありました。かつて、オウム真理教は身体で行う修行を悪用しました。科学になりにくい身体の世界や、当たり前の生活習慣を、科学の俎上にのせてゆくことは重要です。私たち人類の遺産を単に遺産として観賞の対象とするだけではなく、不安定な直立二足歩行を歩み出し、地球を愛した先人たちの「人間への道」を日常生活につなぐことで、身体と身体運動の重要性を位置づけていた、そして民主主義の原点を生み出した、古代ギリシャの知恵を科学によって再興するルネサンスが必要です。

## ひも状の構造でつくったかたちに力を加えると変形する

「いのち」のシステムがもつ機能と効率に目がいきがちですが、その機能と効率を生み出している、生命の「素（材）」の部分の一般性や合理性を追求する、あるいは「素材」が生み出すプロセスが分かると、その素材の使い方、環境応答の仕方、素材から生まれる適応限界と対策まで、理解することができます。タンパク質も細胞も身体もすべて「かたち」があり、そのかたちには意味があり、かたちの変化への対策をたてるには、まず生命がかたちをどういう性質の素材を使ってつくられているのかを「分かる」ことが必要です。

アミノ酸が連結したひも状のものは、丸いかたちをつくることができ、メカニカルストレスを受けると、かたちが変化するのです。

細い針金のようなひも状の構造物（線維）を、指にぐるぐる巻きに巻き付けた後で指から外すと、そのひもは「らせん状」になります。軟らかいひもは簡単に何かに巻き付けることができますが、外したあとはかたちも壊れてしまいます。ほどほどの硬さ（柔らかさ）であれば、らせん構造をもつひもが得られます。コラーゲンタンパク質は、三本のらせん状のひも構造でらせんをつくったもので、丈夫でしかもほどほどにやわらかいので、生命は多細胞動物に進化するときに、これを細胞の環境をつくるのに利用することにしました。コラーゲンの種類が異なると、ひも状のもので格子のシートのようなものをつくることもできます。

私たちの手は器用ですし、さらに掌には、感覚神経細胞がたくさん並んでいて、繊細な感覚でもののかたちや温かさのようなモノの特性を、知ることができるのです。外部世界を知るというと視覚と聴覚を思いつきますが、触ることで知ることは、まだ視覚がない生き物の頃からあったわけです。赤ちゃんもお母さんのおなかの中で、自分の顔や身体、お母さんのおなかなどを触って、言葉にはならなくとも、かたちの世界を脳の中につくってゆくのです。

東京大学で、身体運動科学の授業でタンパク質やDNAについて教えていたときも、針金のようなものでかたちができることを体験してもらうことにしていました。モノにかたちがあることは、机や椅子など目に見えるものでは容易に理解できますが、自分自身の身体や細胞、分子などは、かたち(人間の場合には「姿勢」)がみえなかったり、とても小さい分子にかたちがあり、それが決定的に重要であることは、なかなか想像できません。田中耕一[*8]さんがノーベル化学賞を受賞したとき(二〇〇二年)に、私の母がテレビでタンパク質について説明する番組を観て「あの人、すてきね」と、言っていたのですが、どうしてもタンパク質の本質である「かたち」の方はイメージできなかったようです。「間違った鍵では絶対、ドアが開かない」のは、「鍵と鍵穴」の関係として、タンパク質同士が相互作用して、仕事をするときの比喩として使われますが、それはちょっとしたかたちの違いがとても大事であることを意味しているのです。

【注】

＊1　(Central dogma) 中心定理。身体をつくるタンパク質のアミノ酸配列をＤＮＡの配列としてコードしているのが「遺伝子」であり、遺伝子情報がｍＲＮＡを経てタンパク質となることをいう。〔97〕

＊2　(apoptosis) 多細胞動物を構成する細胞がもつ自殺プログラム。個体の生存に資する方向で起こる。生きるための刺激がない状態が長く続くとアポトーシスが起こるのは、無駄なエネルギーを使わないためである。〔97〕

＊3　ジョーン・ヴァーニカス（白崎修一訳）向井千秋・日本宇宙フォーラム監修『宇宙飛行士は早く老ける？――重力と老化の意外な関係（*The G-Connection : Harness Gravity and Reverse Aging*, 2004)』朝日新聞社、二〇〇六年〔98〕

＊4　Joan Vernikos, *Sitting Kills, Moving Heals: How Everyday Movement will Prevent Pain, Illness, and Early Death - and Exercise Alone won't*, Linden Publishing, 2011.〔98〕

＊5　→序章＊1参照〔106〕

＊6　(Christian Boehmer Anfinsen, Jr.　一九一六‐一九九五) 米国の生化学者。アミノ酸配列と生物学的な活性構造に関する研究によって、一九七二年にノーベル化学賞を受賞。〔108〕

＊7　物質は気相・液相状態において温度がある状態では、ランダムに動いている状態を指す。〔108〕

＊8　一九五九年生まれ。ソフトレーザーによる質量分析技術の開発で、二〇〇二年ノーベル化学賞を受賞。〔112〕

＊〔　〕は本文の頁数

# 第Ⅳ章　自分を理解してみよう！——触ると分かる「かたち」「温かさ」

## 一　自分の脳に自分の身体を分かってもらう
### ――「触る」「触られた」「収縮する」「収縮して硬くなった」の関係

**体性感覚野（触覚とペンフィールドさん）**

「触って分かる」ということですが、実は脳には私たち人間のかたちと同じ「こびと」がいます。そのこびとは、図Ⅳ‐1に示すようにちょっとグロテスクですが、顔と手が異常に大きく、とくに唇や指が大きいのです。その大きさが、脳の大脳皮質における顔や手で分かり、運動する神経細胞の数に相応しています。これを研究したのがカナダの脳神経外科医のペンフィールド（W.G.Penfield）で、この「こびと」は「ペンフィールドのこびと（ホムンクルス）」と呼ばれています。手を動かすときには、運動野の神経細胞が興奮して、手を動かすのに必要な筋肉を収縮させ、手で触って分かるのは、感覚野の体性神経細胞が手から伝わってきた電気信号を受けて、興奮する細胞たちがいるからなのです。「やってみて感じて理解する」しくみがここにあります。

**「祈り」のかたちの意味**

自分で手と手を合わせると、温かさを感じます。左右ともに、合わせていないときは、温かさは分からないと思うのですが、合わせると、温かさを感じます。右手が左手の温かさを感じ、左手が右

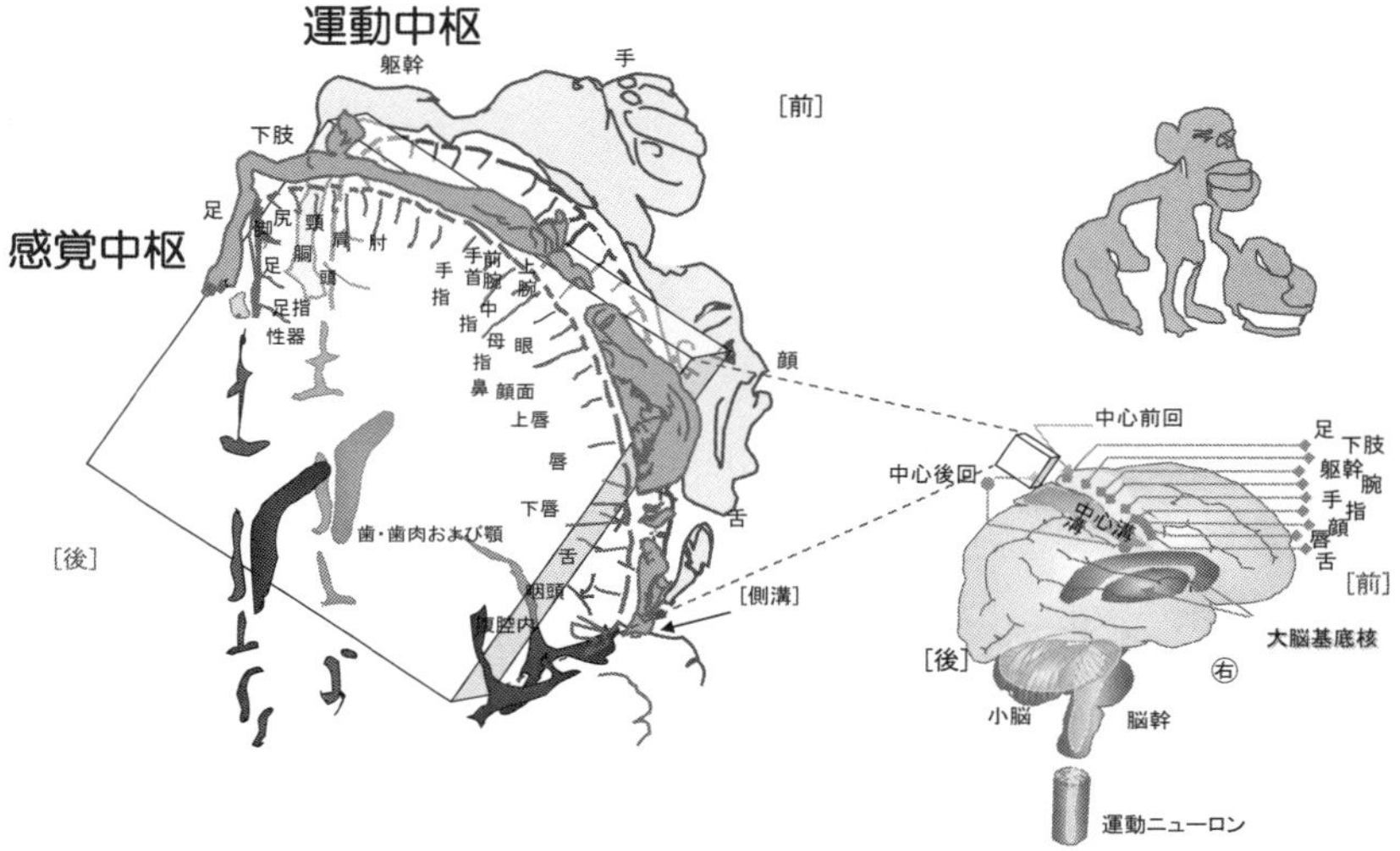


**図Ⅳ-1　脳のホモンクルス（こびと）**

ペンフィールドが手術中に発見した運動野（脳の前部と後部の中央に左右に走る溝の前側）と感覚野（同後ろ側）の機能局在。顔、口、掌などとの連絡がある神経細胞は多いが、体幹部は広いにもかかわらず該当する神経細胞は少なく面積が狭い。両者の間には最近無数の神経連絡があることが明らかになっている。

手の温かさを感じるのですね（図Ⅳ-2）。両方の掌には、温熱を感じる感覚神経細胞も、触覚を感じる細胞もあります。身体の軸中心で両手を合わせて触ると、お祈りとなるわけです。「手を合わせる」動作、姿勢は、キリスト教も仏教も同じです。読者の皆さんもやってみてください。やってみないと分からないし、自分の身体がせっかくもっている機能が生かされません。そればかりか、身体に関するとても大事なことは、逆に「あやしい話」あるいは「偏見」として、片付けがちなのです。

　人はその昔、人間になる前は、四つ足で歩いていたので、手も足と同様に、地面を触って蹴っていたわけです。触っていると適度に刺激が入って、手が安心し

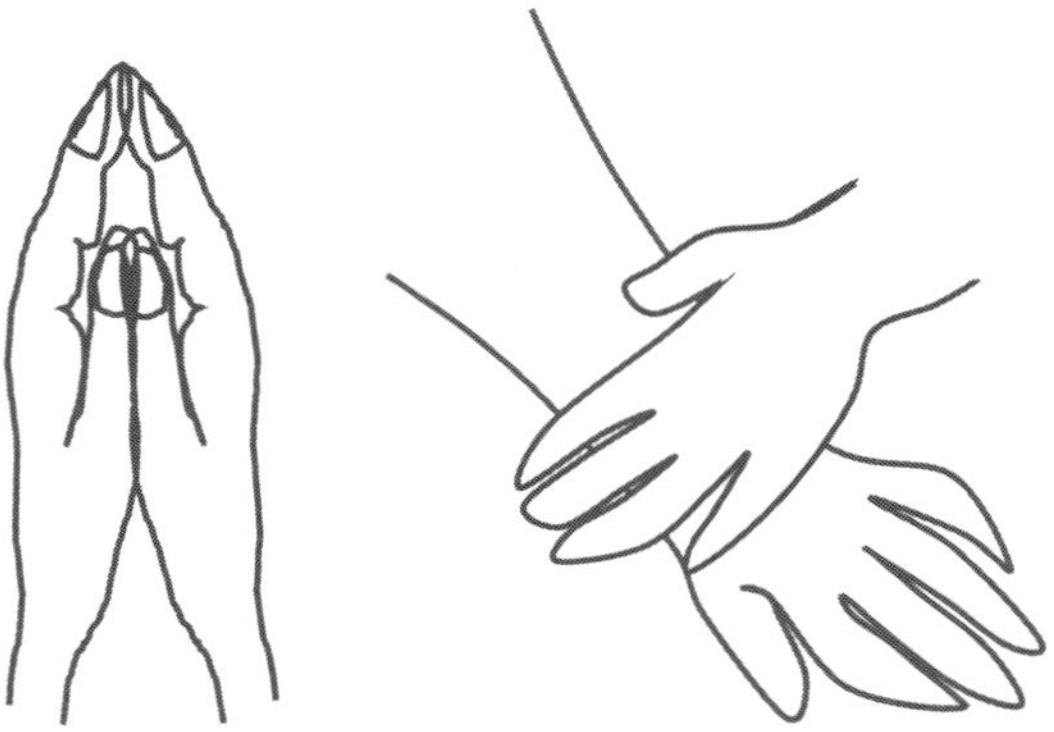

図Ⅳ-2　自分を「触る」ということの意味

ます。その理由は、足も木の枝をつかんで手と同じように使っていたからなのです。体中の皮膚も毛も、細胞からなるし、その細胞の中に、感覚神経細胞が埋めこまれているわけです。それは外界を知るためでもあり、自分の身体の境界やかたちを知るためでもあります。なおかつ日常的な様々な動作、たとえばタイプを打つ、鉛筆や箸を持つ、ボールを蹴るなど、すべての動作は、外界や自身の身体部位との触覚を介してのメカニカルストレス（機械的刺激）の授受から成り立っています。

　最近、チンパンジー・アイの研究を通して人間を研究している松沢哲郎さん（京都大学霊長類研究所教授）の話を聞きました。ヒトは四つ足から二足歩行になったのではなく、四手から二手と二足に進化したと。初めて聞いた話で思わず合点！　です。

　心理学者のジャン・ピアジェ[*1]の言葉だが、と恩師渡邊俊男先生[*2]から聞いた話です。「丸い月を見て、それが平たい円盤か、球かは、本当は分からないはずだ」。日常生活の中でボールのような球形のかたちに触れているからこそ、月をみて「球」であると思ってみているのだと。

## 自然が生み出した精緻な自分の身体を、触って、理解しよう！

筋《きん》を伸長したり、膝を曲げたりすると、どれだけ正しく感覚しているかは別として、伸長された感覚や曲げた感覚を理解できます。これらの筋、関節、靱帯で感じる深部感覚の一つを「proprioception（自己受容感覚・固有覚）」といいます。骨格筋には筋《きん》紡錘、腱には腱《けん》紡錘（ゴルジ腱器官：細胞の集まり）があります。太極拳の精緻な動きをみていると、この固有覚は、きわめて正しく制御されているに違いないと思うのです。

使わないと鈍感になってしまい、左右、前後、自分の身体の歪みは自分ではなかなか分かりません。細胞の機械的刺激への応答感度は、ピコ～ナノパスカルという微小なものなので、細胞の身になって、正しく身体を使う訓練をすることはなかなかむずかしいのですが、とても大事です。それが鈍感になってしまうと、自分の身体なのに、どのようになっているのか分からないし、思うように身体が動いてくれなくなります。

## 私たちの身体は管状で、中空の管の中は食べ物の通り道

自分の身体は自分で分かっているつもりになっていても、ちょっと考えようとすると分からない。おおまかな構造を考えてみると、私たち人間は脊椎《せきつい》動物であり、その祖先の脊索《せきさく》動物から進化してきました。脊索の中の尾策動物のホヤの幼生は、私たちの骨格筋のなりたちを調べる研究に使われてい

ます。また綺麗な横紋構造の筋をもつナメクジウオ[*3]（amphioxus）も管状《かんじょう》で、脊索の前に口から肛門までの消化管があります。この消化管の内部は、食べ物の通り道ですが外と通じているので、身体の外部となります。細胞と細胞が分泌した細胞外マトリクスからなる身体は、この管状構造を作る本体ということになります。

## なぜ柔軟性が大事なのか

体力測定で柔軟性を測定したことがあるかと思いますが、柔軟性がなぜ身体にいいのかと、考えたことはありますか。軟らかければいいだろうという考え方では、サイエンスになっていないですね。お風呂に入ったら身体が軟らかくなりますね。昔から、お風呂に入ると、どうして軟らかくなるんだろうと考えていました。実際は、軟らかいことに意味があるのかも分かりませんでした。けれど、軟らかくなることはなぜか「良い」ことだと感じていたことは確かです。

温めると物性が変化する。これは水でも油でも経験的に分かっていますが、こと自分の身体のことになると、それらを適用する気持ちがない。つまり身体は科学の対象となっていないわけです。私たちの体温付近で、わずかな温度の違いで物性が変化する例として、数度の体温上昇で、コラーゲン線維が少しほどけかかる、といった現象があります。身体が軟らかくなるというのは、まさにこれです。そして軟らかい物性をもつ細胞同士がやりとりする。硬い物性になった細胞同士のやりとりは、ギスギスしてしまうように思いますが、実際、歳をとると線維化があちこちで亢進し、身体は硬くなります。肝硬変から肝がんに移行するようなものです。生命の機能だけではなく、物性（モノの性質）についても研究すると、それが細胞や身体の健康戦略につながるのは面白い。細胞同士が物性に従ってお互いの関係をつくるというところに、つながるわけです。

### 手首の血管で、なぜ心拍数が数えられる？

身体の中で心臓が拍動していることは、直接見ることはできませんが、手首や頸動脈に指をおいて拍動を測ることができます。その心臓は、たくさんの心筋細胞が協力して、同期して拍動することで血液を送り出しています。よく考えてみると、心臓は胸郭の中にあるのに、手首の橈骨《とうこつ》動脈*4や首の頸動脈で拍動を測れることはとても不思議です。心臓の拍動がもたらす弾力性のある伸張収縮を受け取って、自身も伸び縮みする血管がその拍動を伝播しているわけです。その動脈自体が、細胞と細胞が分泌した細胞外マトリクスからできていることを知って、初めて納得いく理解が得られるのです。

鶏の受精卵の中の胚では、七日目には心臓が拍動しています。その心臓をいただいてきて、トリプシンでバラバラにして、培養皿の上に撒くと、そのうち、一つひとつの心筋細胞が拍動し始めます。拍動していたのですから、拍動できる道具（タンパク質）は、すべてつくり出すことができる状態の心筋細胞なので、接着して力を発揮できる環境があると拍動するのです。けなげに拍動している細胞をみると、細胞一個で生きていることに感じ入ります。

ときどきは身体の細胞たちに思いを寄せると、そのように、細胞が自律し、かつ協力して私たちの

「生」を支えており、またその私の運動や行動が、細胞たちを支えているという関係性が理解できると思います。

## 二　仰向けに寝た状態で腰痛を治す腹部スキャン

### 自分で自分のお腹に触る→分かる→腰痛を治す体操

病気や、腰痛や膝痛などと無関係に生きられるのならばそれにこしたことはありませんが、病気にしても関節痛にしても、起こったらその原因と理由を追究し、痛みや病状をマーカーにして、それらがなくなるようにするためのプロセスから、普段は分かりにくい身体の原理を理解することができます。

若い頃、一日中実験で立位を続けていると、腰に鈍痛を感じることに気づき、専門がら何とか対策を講じようと、腰痛に関する本を買って勉強しました。その中で、レネ・カリエ[*5]の本で出会った腰椎を平らにすることで「腰痛」が消失するという体操がありました。これをお手本に様々な試行錯誤をして、なんとかコツを掴み、大学の授業でも紹介していました（第Ⅱ章図Ⅱ‐3〔五四頁参照〕）。腰痛に悩む多くの学生から感謝されてきました。

その後数十年腰痛とは無縁だったのですが、自宅で座りっぱなしのコンピュータ作業が続いたある日、この体操では消失しない腰痛が出てしまい、そのまま学会が続いて休めずにいたところ、激痛が走って起きあがれなくなるという経験をしました。「魔女の一撃」というそうですが、なんとか病院へ行き鎮痛薬を注射してもらうとともに、理学療法士から、これまで行っていた腰椎を平らにする体操とは別の、効果があるという体操の指導を受けました。その体操は、仰向け（仰向けに寝て）で行うもので、なおかつ腹部に手を当てて、手に反発するようにその直下の腹筋を自分で収縮させるというものでした。

腹部の筋肉群は、手足と異なり、合理的に理解しにくいものでした。相撲取りがシコを踏むときにも腹筋は使っていますが、女性がウェストを細くしたいとおなかをへこませるのも、腹筋以外が収縮しているとは思えず、また腹式呼吸という名称の呼吸も、「横隔膜と腹筋の関係を論理的に理解できるはずがない」という先入観が先にたって、長い間理解できないままでした。

前述したように、こればかりは自分でやってみないと分かりませんので、以下の説明通り、皆さまもやってみてください。図Ⅳ‐３は、第Ⅱ章の図Ⅱ‐３の①の体操の図です。下腹部（おへその下あたり）に両手を当てて、軽く押しましょう。押した感覚は、腹部の皮膚にも神経細胞がありますから、感じることができます。押されたあたり（押すのは自分ですが）の皮膚の内側には、腹筋があります。その腹筋は、随意筋なので、脳内の運動神経からの刺激で収縮させることができます。押されたのに反発するように、その部分の腹筋に力を入れます。押した収縮に反発したあたりが硬くなっていれば、その部分の腹筋が収縮しているのか、環状になった腹筋が収縮して、腹筋につながっている腱膜

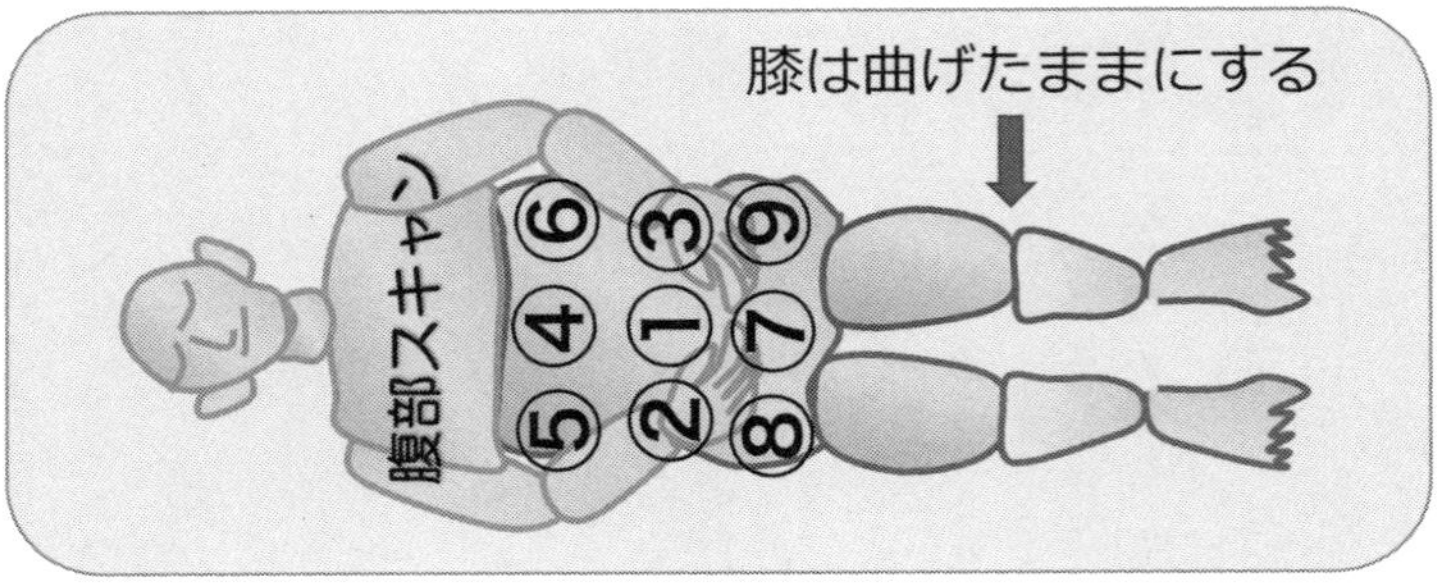


**図Ⅳ-3　腹部スキャン**

両手で腹部を触り、触った部分の深層の腹横筋を収縮させる。慣れるまでは、数字の順番に腹部をスキャンしていこう。以下の順にやってみよう。1）臥位になり膝を曲げる。すべての運動は膝を曲げたままリラックスして行う。2）両手で腹部を触り、体重を床に預けて、まずは①のおへその下3cm辺り（臍下丹田の位置）を手で触る。3）触っている手で①の腹部を軽く押してゆく（手掌側の触覚を意識する）。4）腹部の皮膚が、押されたことを感じ取っているか確認する。5）押された指に反発するように押された下の腹筋を収縮させる。6）最初は、ゆっくり5秒ほどかけて収縮させる。1カ所2～3回行い、図のように腹部を9カ所同じように触り、感じて、下部の腹筋を収縮させる。7）表層の腹筋は部位により異なるが、腹横筋及びその筋膜は体幹をグルッと取り囲んでいるので、上記の数字の部位を収縮させても気がつくと周りも硬くなっていることが分かる。最奥にある腹横筋も収縮させていることになる。

構造が張力を発揮しているかです。一箇所できるようになったら、その部分のすぐ右に手をずらして同じことをやってみます。さらにその右横、今度はやや下の右横、そして順番に左右、上下と五㎝くらいの間隔で腹部をスキャンします。何回か行っているうちに、腹部は、自分の指令にきちんと従って収縮させることができるということに気づきます。つまり、これまで、自分の意識の中になかった腹部が「ちゃんと思うようにいうことを聞いてくれる腹部」に変化し、自分の手や指や足と同じように、自分そのものの一部になってゆくことが分かってきます。

これは座っていてもできるのですが、朝目覚めたらトイレで膀胱を空っぽにしてから再度横になり、仰向けに寝た姿勢で、膝を軽く曲げてやってみましょう。仰向けの再発見です。仰向けに寝ていればはふらつくこともなく、重さも支えてくれるので安心して、「押す自分」「感じる自分」「感じて反発力を生む自分」が良く理解できます。毎日、この体操を起床時に、一〜五分行います。

なんと、この体操で便秘が治ります。さらに自分のものとして取り戻した腹部と体幹が、日常生活の中でもよく活躍してくれて、腰痛が出ないだけでなく、体幹を中心に動きをつくってゆくことができるような感覚が育成されるようです。いくつかの体力測定をしてみたところ、思いもかけず、新体力測定の上体起こしの回数や反復横跳びといった動作がいとも簡単に行えるようになったのが驚きです。腹部スキャンに飽きたら、次のステップに進みましょう。ただし、絶対に忘れてはならないのは、腹部に手を当ててスキャンと同じように腹筋を収縮させながら行うことです。立位で行う「腰を回す」運動などを仰向けで行う、腰椎を平らにする体操で平らになってしまった脊椎のカーブを元に戻すために、仰向けでS字状カーブをつくる腰背部のストレッチをします。ほとんど使わず不活動に陥っていた背中の小さな筋群が、機械的刺激を受け、応答するとともに収縮も行うことで、活動性を取り戻します。ただし、これにはポイントがあります。スキャンのときにしたように、必ず腹部の筋肉を収縮させた状態で、腰背部の筋肉や腱などのストレッチと、筋収縮を呼び起こすのです。これを忘れて行うと、腰椎の適切な使い方にならず、痛みを誘導してしまうことにもなります。

## 背と腹の密接な関係

脊椎動物の仲間でもある私たちは、身体全体で一〇〇〇個ある筋の中の四〇〇個が脊椎部にあるそうです。大小取り混ぜてですが、前後左右、回旋などができる脊椎を、私たちは日常生活の中ではたしてどれだけ使っているのでしょうか。

再度ポイントを書きます。背部を使うときは、必ず腹部の筋をちょっとでもよいので収縮させます。支点を腹部につくっておいて、体幹の筋群を使うことで、ファシア[*6]で連携している背と腹の筋群が私たちの動きをリードしてくれます。

世の中で背筋力を測らないようになって長い時間が過ぎました。一九九七年の新体力テストで、シットアップ[*7]は新しく入りましたが、背筋力測定はなくなりました。危ないということが主たる理由のように思えます。

背と腹は、三次元空間を生きる私たち動物の一つの軸です。背筋力測定は腰を痛めたり、転倒の恐れがあるので、危ないとただ切り捨てるのではなく、科学にしなければなりませんでした。腹筋を収縮させた状態で、背骨を最大限S字にした状態が、その人が正常に機能させられる背骨の弯曲の範囲と考えられます。腹筋を収縮させずに行うと「過伸展」してしまう危険がでてきます。それを立位で行うと重さがかかっているので腰を痛めてしまう危険が生まれます。脊柱《せきちゅう》のS字の範囲が、メカニカルストレスのホメオスタシス（恒常性）の範囲内であると考えられます。体幹深部筋の筋群を使うことでこの範囲をはみ出さないようにする必要があると考えています。つまり化学反応だけではなく、メカニカルな応答にも、ホメオスタシスの範囲があるということになります。繰り返しますが、腹部深部筋を収縮させることで、そのホメオスタシスの範囲が護られると思われます。

背中を使うときには、必ずおなかのところに力を入れるのです。それがアジアの身体技法の一つのポイント「丹田《たんでん》を意識する」ということで起こる、身体操作とほぼ同じになると思います。また必ず睡眠でリセットされてしまう身体への感覚は、毎朝目覚めさせてあげることが重要です。ただし、身体のつくりをゆがめない仰向けの姿勢で行うことで、誰しもがもっている悪癖からフリーになって、動きを再現することが可能なのです。

もう一つ、ついでにご紹介しますと、仰向けの状態で、片脚ずつゆっくりと真っ直ぐ伸ばす体操もやってみましょう。ポイントは、手を握るのと同じパターンで、足を握って伸ばします。歩行時に正しく足を出す感覚を仰向けで学習します。これらの体操の基本は、理学療法士の方々が治療に使っているものです。「理学」は、理屈で身体の痛みを除く学問です。身体の理《ことわり》に筋肉の研究者が筋肉の理《ことわり》を重ね、さらに細胞の原理と、脳と筋の関係性の原理を加えて、合理的に説明を加えました。このメカニズムを実証するのは大変ですが、私自身が、生涯で今が最も快適に歩ける状態であると感じていることは、身体には正しい使い方があること、正しく使うことで、快適と感じさせる身心のしくみがあるということだと思います。

## 仰向けで広い支持基底面を使う

仰向けの姿勢は、支持基底面が広くなることで、安定感を得られることが第一です。さらに体操を習慣づけながら、身体は、色々やってみる気持ちを生み出してゆきます。次第に背中に眼ができるようになります。実際には触覚なのですが、触覚と指示点を体幹が理解して、運動を呼び起こす感覚が生まれてきます。本来動物の動く身体がもつメカニズムが、自然に機能するようになるという感覚です。私たちは三次元空間で合理的に移動できるように筋肉を発達させてきています。背中の眼を大事にして、体幹、首、上半身の合理的な動きを、身体が求めてゆくようになります。

## 一晩の睡眠からのリセット体操「一分間」

仰向けになることで体重からフリーになって、追加して行いたいのは、足の指のストレッチです。バレリーナが行うストレッチですが、仰向けで足の指を開いて閉じてグー・チョキ・パーをするのです。起床時の体操に加えます。

慣れてくると、腹部スキャン、大腿後部の筋群・ハムストリングのストレッチ、腕の屈伸運動、そしてグー・チョキ・パーの一連の体操を朝の一〜二分間で行うことができます。すべての体操を、腹部に軽く緊張を入れた状態で行うことが身についてくるとともに、身体が目覚め、眠気が一掃されます。これらの体操のポイントは、自分の意志で腹部に触れ、その直下の体幹の環をつくっている深部筋をも共収縮させる「体幹構成筋群＋ファシア」を駆動させることなのです。

体操後は、起床時のふらつきもキャンセルできます。足で床をちゃんとつかんで歩くときの感覚が回復するのです。真っ暗にして熟睡したときには、起床時に平衡感覚もリセットされてしまうので、このストレッチはとくに効果的でした。今はこれなしに、一日を送ることはありません。ぜひ皆さまもお試しください。

大事なのは、マッチョになることではなく、体幹を支えている筋群が適切に働かせる（収縮させる）ことができるようになることです。そのためには、立位で体幹をコルセットのようにぐるっと取り巻いて脊椎に結合している腹横筋（最も内臓側）が、どんなときにも収縮する「良い癖」をつけることです。ここにあげているシンプルな体操をするときにもです。感覚が分からない人は、自分の皮膚や筋肉と対話するつもりで〝ゆっくり〟行うこと、〝ゆっくり〟というのは、ゆっくり行うその時間、意志をもって筋肉に収縮指令を出し続けていることになるので、学習効果が期待されます。学習が成立するためには、細胞内、細胞間の化学反応が持続することで、神経細胞のシナプスの形成と残存には持続的な刺激や反復刺激が必要となるからです。

また、これまで、運動や体操などを習慣にしてこなかった方、ラジオ体操のようなリズミカルで反射動作を多用する体操しか経験がない方には、自分の意識を持続させるゆっくり体操は、新しい神経と筋細胞の連携や、神経細胞間の新しい回路の構築に向けての細胞がもっている学習効果を引き出しますので、一〜二分と言わずに、できれば三〇分かけて自分との新しい関係をつくりあげる時間にしましょう。慣れてくれば一〜二分で効率よくできるようになります。

## 三〇%の間違いがあっても、分解してしまえば再利用できるアミノ酸・ペプチドになる

「通常の状態でも、異常タンパク質が三〇%くらいできている」との研究論文が、もうだいぶ前の英国の有名な科学雑誌『ネイチャー（*Nature*）』に掲載されました。しかし、異常なタンパク質でも、凝集して細胞内に沈殿する前に、それを分解するか、戻せば問題になりません。あるいは戻せない場合は、早期に細胞内の分解工場（ユビキチン・プロテアソームとオートファジー・リソリーム）に案内して、アミノ酸・ペプチドにまで分解してもらうと、それらは再利用できます。実際、タンパク質の分解はきわめて重要であることが分かってきています。合成するには材料であるアミノ酸が必要です。再利用するシステムです。

最近話題になっているのが、オートファジーというタンパク質の分解システムです。実は受精後、どんどん細胞の数が増え、生き物のかたちができてゆくとき（発生という）は、細胞数も増えるし、臓器も、未熟な状態からどんどん成熟したかたちに作り替えられてゆきます。ひとことつけ加えますと、タンパク質の分解ではすべてがアミノ酸まで分解される訳ではありません。数個のアミノ酸から成るペプチドも沢山できます。そして細胞はペプチドを取りこむ受容体ももっています。非生物と違って、たとえ間違っても、修復したり、分解して再合成したりするシステムが動いていれば問題ないシステムなのです。生卵も、熱を加えてゆで卵にまでしてしまうと元に戻せませんが、通常の体温が二〜三℃上昇した程度では、熱に弱いタンパク質が、少しかたちが変化します（変性という）が、そ

のときに適切なストレスタンパク質が誘導されれば、変性したタンパク質のかたち（コンフォメーション）を戻すこともできるのです。また、ゆで卵でも、食べれば胃腸に入って胃腸の細胞が合成分泌するタンパク質分解酵素で分解してアミノ酸・ペプチドにすることができます。実は、それが、私たちの消化吸収のシステムなのです。

シャペロン・熱ショックタンパク質・ストレスタンパク質という、お世話係に徹するタンパク質が存在することは素晴らしいですね。しかもストレッチやジョギングなどの適度な運動や、前述した卵殻膜サプリメントは、ストレスタンパク質を誘導するのですから、自分で健康に気をつけてマイルドストレスをかけるようにしていれば、生活習慣病やアルツハイマー病などのコンフォメーション病を予防することができるのです。

【注】

＊1　（Jean Piaget　一八九六‐一九八〇）スイスの心理学者。二〇世紀において、もっとも影響力の大きかった心理学者の一人。〔118〕

＊2　↓はじめに＊3参照〔118〕

＊3　Peter W.H. Holland「形の進化とゲノムの変化――ナメクジウオが教えてくれること」（https://www.brh.co.jp/seimeishi/journal/023/iv_1.html　二〇一八年四月一三日アクセス）〔120〕

＊4　↓第Ⅱ章＊2参照〔121〕

＊5　(Rene Cailliet, M.D. 一九一七〜二〇一五) 身体各部の痛みについての本「カリエの痛みシリーズ」を出版した米国（南カリフォルニア大学など）の整形外科医。荻島《おぎしま》秀男訳で多くの本が紹介されている。〔122〕

＊6　(fascia)「筋膜」と訳されることが多いが、皮膚、筋や腱、骨、臓器などの組織を包み、連結する主にコラーゲンやエラスチンなどの細胞外基質から成る構造体。ファシア上には線維芽細胞が接着してこれらの物質を合成・分泌している。身体を構成する組織をひっぱりに対抗し張力を発揮する構造物の連携を通して「つながっている」と考えて治療や運動プログラムを考えるときの物質構造及び概念。〔126〕

＊7　長座位で背仰向けから上体を起こす運動〔126〕

＊〔　〕は本文の頁数

# 第Ⅴ章　地球に生きるとは？

## ——細胞も人間も、基盤に踏ん張って力を発揮し、電気活動も生み出す

## 一　基盤で踏ん張り、電気を生み出す細胞

### 細胞も基盤にくっつかないと死ぬ

宇宙飛行士の毛利衛さんの話では、床がない宇宙では宙に浮いているので、支点がないと脊椎《せきつい》のS字状カーブをつくれないとのことでした。あの状態で長く生活していると、筋肉も骨もぼろぼろになります。宇宙の生活で筋や骨が萎縮しないようにするには、三〜四時間、身体をトレーニングマシーンに縛り付けて、力が発揮できるようにして運動トレーニングをすることが必要です。つまり、地球上で元気に活動しているそのこと自体が、私たちの力を発揮して生きている細胞たちをも生かしていることになります。細胞は化学的に接着しているし、私たちは、重さで地面に足をつき、足の裏の感覚や筋・腱《けん》・靭帯などにある固有受容感覚[*1]を使って、ほぼ反射的に身体を定位しています。細胞も接着基盤がないと、同じように張力を発揮する支点をもてず細胞死に至ります。

### ばらばらにしても拍動する心筋細胞

前にも触れましたが、細胞が一個一個自律して生きていることを理解するには、約一秒に一回収縮する心筋細胞を観察するのがいちばんです。ニワトリの受精卵で七日目まで育った胚では、心臓がすでに拍動しています。まだ細胞同士の結合は弱いので、ちょっとだけトリプシン（細胞同士の接着を

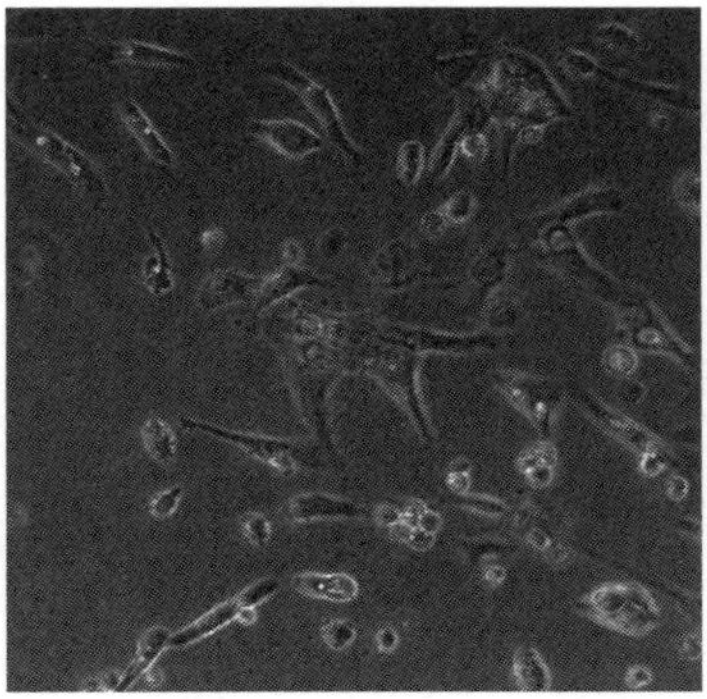

ばらばらになっても一個づつ拍動する心筋細胞

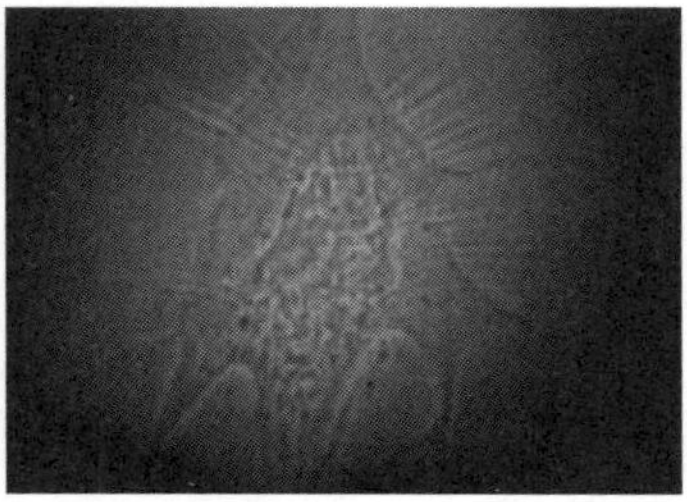

土台のコラーゲンゲルを引っ張っている心筋細胞

**図Ｖ-１　心筋細胞**

運動することで活性化される細胞の特徴は、「自律性」です。これは、生体から切り離された後に培養された、心臓の細胞です。細胞一つひとつは、ばらばらにされても、約１秒に１回の心拍のリズムで収縮します。

壊す）で処理して、ピペット内を上下に行ったり来たりさせると、細胞は一個一個バラバラになります。それらの細胞を、コラーゲンを厚く塗布して、ゲル状にした基質の細胞培養皿上に栄養液とともに飼うと、そのうち、拍動し始めます。収縮する心筋細胞には、骨格筋と同じように、約二㎛の横紋構造（サルコメア構造）[*2]ができており、二㎛単位で、張力を外部に伝える接着構造のＺ帯と呼ばれるバンドがありますが、そのＺ帯の部分ごとにゲルに皺ができることが観察されます。つまりその部分でゲルのコラーゲン線維を引っ張っていることになります（図Ｖ-１）。

ゲルとはゼリーのようなもので、ゼラチンから作りますが、ゼラチンとは実はちょっと壊れたコラーゲンです。私たちの身体の細胞たちは、三次元のゼリーでできた家に住んでいるようなイメージです。

私たちの安静にしているときの心拍数はおよそ一分間に六〇拍、マウスが八〇〇～一〇〇〇拍／分、ラットで三〇〇～五〇〇拍／分です。みんなで手をつなぎ、動物個体の中で拍動して、実際に仕事を受け持っているときの心拍数は何が決めているのでしょうか。

面白いもので鶏でもラットの心筋細胞でも、一個ずつにして培養皿の上で拍動するようになると、ほぼ一秒に一回なので、顕微鏡をみていても数えることができます。ゲルの中の線維芽細胞と脂肪細胞の動画を撮り、早回しをしてみると、脂肪細胞さえ、周りのコラーゲンを引っ張って回転することが分かります。引っ張って回旋しながら、自分が居心地がよいと感じる硬さになるまで、引っ張りっこをして、ゲルから水を排除してゆき、最終的には私たちの身体の中の場所に応じた硬さ（柔らかさ）でとまります。

## 細胞たちが組織をつくる

心筋細胞は、横紋構造をつくりますが、骨格筋の細胞も同じく横紋構造をつくります。通常私たちの身体の細胞たちは、細胞一個に核一個です。しかし骨格筋細胞は、通常「筋線維」と呼ばれるように細長い細胞で、私たちの身体の中では数㎝もの長さになります。そのように長い細胞は、一体どうやって遺伝子を読み出しタンパク質に変えているかというと、実はよく見ると、遺伝子情報が書いてあるＤＮＡを収納する核がたくさんあるのです。つまりたくさんの細胞たちが融合して、細長い筋線維をつくるのです。その過程を培養細胞で観察することができます。筋肉になる細胞・筋芽細胞同士が融合して筋管をつくるのです。これを「分化」と呼びます。分化とは、ただ分裂して増えるだけではなく、同じ細胞同士が集まって協力して、身体が生きてゆくために必要な仕事（機能）を分担することです。

筋細胞は、筋芽細胞のときに発揮していた力をより効率的に発揮するために、皆で縦列融合して細長くなり、多核の細長い管状の細胞（つまり筋管）になって大きな力を発揮し、内部のタンパク質や細胞骨格を作り直して、効率よく収縮できるようになります。

他の組織の細胞もそれぞれの働きに応じた形態変化をします。脂肪細胞は、細胞内に脂肪を蓄える小胞をつくります。身体の場所に応じた力学環境があり、細胞はその場所に応じた仕事に対応するように、自分を作り替えてゆくのです。このようなことができるのは、細胞一個一個が、心筋細胞のようにリズミカルに収縮するわけではありませんが、動きながらかたちを変化させてゆくことができるつくりになっているからです。

## 心電図の電気は細胞がつくる

皆さんは、病院で心電図をとったことがありますか。心電図とは電気の流れのパターンです。心電図以外にも、脳波、筋電図などがあります。心電図は心筋細胞、筋電図は骨格筋細胞、脳波は、神経細胞が生み出した電気活動の様子をグラフに記録したものです。

しかし、肝電図や脂肪電図などというものは聞いたことがありません。身体をつくっている細胞はすべて母親の一個の受精卵（卵細胞）に由来します。もちろん遺伝情報を担うＤＮＡは、父親由来の精子のＤＮＡと混じり合って子独自のものになって、その後、細胞分裂をしてゆくので、子どもの身体をつくる細胞はすべて同じＤＮＡをもっていることになります。細胞の中には、途中で、核もミトコンドリアも捨ててしまう赤血球細胞や目のレンズの細胞などもありますが、それらの分化した細胞ができるのも、もちろんＤＮＡがあり、それぞれの組織に特異的な遺伝子情報だけを読み出し、タンパク質にするメカニズムがあるからです。

多細胞動物は、大きくなった身体で消化吸収を担う口から始まり、食道、胃、小腸、大腸、肛門までの消化器官をつくる組織の細胞に分化し、移動するための力を発揮する骨格筋細胞と、それに指令を出す脳の神経細胞やグリア細胞をつくりだします。

その他、身体のほとんどの細胞たちは、酸素を使ってエネルギー物質（ＡＴＰ：アデノシン三リン酸）を生み出すので、身体の外（空気中）にある酸素を、体中の細胞たちの場所まで運搬する、血管の細胞と血液の流れを生み出す、ポンプとしての心臓をつくる心筋細胞を分化させます。その過程（発生・分化）が、この半世紀でよく分かってきました。

話がそれましたが、その中には電気を生み出す細胞たちもつくられる（分化する）というわけです。私たちは電気を使って文化的な生活をしていますが、七〇％が水でできていると言われる身体の中の細胞が、電気分解をして電気を生み出すわけではないので、不思議な気がするのです。この身体内の水には、ほぼ海水と同じ比率のイオンが溶けており、細胞は、そのイオンを内部と外部に分けてエネルギーを使って濃度差を維持しているのです。基本的に、地球上で生まれた植物も含めた細胞に共通するのは、細胞の内部にカリウムイオンが多く、細胞外（血液も含めて）には、ナトリウムイオンやカルシウムイオンが多いということです。

その中で、筋細胞も神経細胞も細胞膜の内部をマイナス七〇～一〇〇mV（ミリボルト）に維持しています。そのイオンを両方向に通すのもタンパク質（チャネルタンパク質という）で、私たちの活動に応じて、その活動を支えている神経細胞と筋細胞は、細胞外に多いナトリウムイオンやカルシウムイオンを、内部に流入させたときに電流が流れるというわけです。それらのイオンの流入に応じて活動電位が生じるといいます。しかし、そのままでは細胞の内外に濃度差がなくなってしまうので、エネルギーを使ってそれらを再度もとの状態に戻すポンプ作用をするタンパク質ももっています。

心電図や筋電図などは、このほか多数のイオンの変化も含めて、イオンの出し入れを表面でとりだし、増幅させて見ているものです。イオンの中でもカルシウムイオンは特別で、カルシウム電流を生むだけではなく、カルシウムイオンを鍵に、筋細胞では実際に張力を発揮するためのタンパク質複合体の動きを引き起こし、筋が収縮という機能を実行します。そして、神経細胞では、自身の興奮を、脳内に張り巡らされた神経細胞に伝達すると同時に、新しくシナプスをつくったり、神経細胞内の物資（分子）の生産や輸送を増やす活動が活発になるのです。

## 私が勉強すると、細胞たちが神経のネットワークを強化する

神経細胞や筋細胞が文字を覚えたり、ピアノを弾けるようになるわけではなく、文字というかたちを視覚情報としてとりこみ、そのかたちに反応する部位の脳細胞に情報を送り、その情報を短時間記憶しておく細胞を活性化させることの繰り返しにより、それらを長期記憶として保存する細胞の活動によって、初めて文字を覚えることができるようになります。

詳細に細胞たちの仕事を描き出すのはなかなか骨がいることですが、端的に説明すると「細胞は活動依存性」で生きているので、その活動は、私たち人間のすべての活動を上記のように役割分担をして、支えているだけではなく、練習や学習のように繰り返して活動をすることで、実際に学習能力がアップしたり、適応的な行動ができるようにもなります。この学習や適応の過程も、ある意味、細胞にとっては「刺激」＝「ストレス」として考えられます。細胞は、繰りかえし起こることには、あたふたせず、できるだけ効率的に対応できるように変化してゆくしくみをもっています。それがシナプスをつくったり、神経のネットワーク構造をつくってゆくことなのです。それを私たちは学習能力と言っているのです。食物がいつでも手に入るわけではなかった動物たちは、できるだけエネルギーをロスせず生きる戦略を進化させてきました。

## 二　細胞はオーガナイザータンパク質を発明した
### ――チューブリン・微小管タンパク質が伸長・短縮しながら交通網を生み出す

**交通網の中心のように微小管にも中心がある**

一個にしても心筋細胞は自律的に拍動します。それを顕微鏡で、あるいは映像で観察すると、「一個にしてもちゃんと生きているんだ！」と誰もが感嘆します。生きているってどんなこと？　と考えてみると、今生きている自分が不思議になると同時に、何かイヤなことがあっても、「生きている」そのことがすごいことだと、深い感動に支えられることがあります。皆さんはどうでしょうか。支えてくれる細胞たちに応える、それは人間として、いのちを生きる最低限の義務のように思います。三七兆個の細胞たちは、働きかければ必ず応えてくれます。そのしくみの核心を皆さんと考えてみましょう。

第Ⅱ章で紹介したチューブリン・微小管は、二万種類もあるタンパク質のなかでは際だった特異性をもっています。チューブリン・微小管が、細胞のかたちをつくるだけではなく、細胞の重心をつくり、細胞の身体をコントロールしていること。そして、昔から知る人ぞ知る生命の本質、私たちの身体をつくる物質は、常に入れ替わっていることを説明する言葉「動的平衡」を超えた賢さと積極性をもっていることです。ちょっと難しいかもしれませんが、自分という存在のルーツの素晴らしさを知

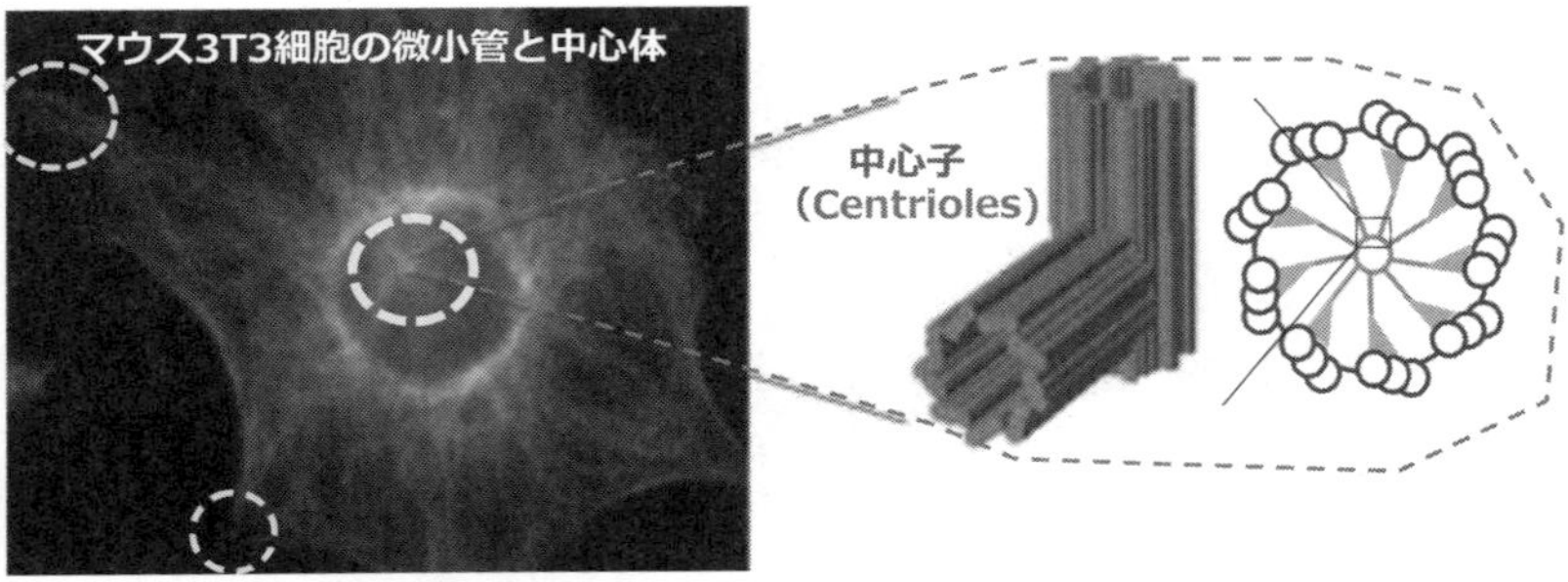


**図Ⅴ-2　分裂期にある培養細胞でみられる微小管ネットワークと中心体にある直交構造**

中心体（微小管形成中心）をつくっているものは、γ‐チューブリンの仲間。直交した短い微小管の管のホイール構造があり、これもまた多くのタンパク質から成る。

（画像提供：廣野雅文法政大学教授）

ることは、私たちに大きな勇気を与えてくれるものなのです。これは、私がαB‐クリスタリンの「おっかけ」をして出会った宝物です。

αB‐クリスタリンがお世話している相手のタンパク質は、摩訶不思議で、「生き物」のようなタンパク質です。アミノ酸配列が少し異なる二つのチューブリンタンパク質（α‐チューブリンとβ‐チューブリンが結合した「二量体」のタンパク質）が、一周一三個の環をつくりながら伸びて、微小な管構造をつくり、エネルギー依存的に会合・脱会合とともに伸長・短縮することを説明しました（第Ⅱ章）。ここでは、このタンパク質の不思議な細胞の組織化の様子をみてみましょう。細胞のほぼ中心の核のすぐ近くに、微小管が伸びてゆく中心があります。細胞は都市にたとえられることがあります。たとえば東京都であれば、東京駅がこの微小管の中心です。様々な列車の始発駅になっている。核に集まる情報に応じて、線路を通じて物質の輸送を行うのです。

細胞に拡がる微小管はα・β‐チューブリンでできているのですが、中心体をつくっているチューブリンは、ちょっとした違いがあります。γ‐チューブリンというタンパク質から成る短い微小管で、直交座標軸のようなかたち（図Ｖ‐２）をつくっています。図に示したように、微小な管にはタイヤのホイールにとても良く似た構造があり、沢山のタンパク質が構造を支えています。

私たち一人ひとりにとっては、自分の足で歩き回ろうとすると、東京都内でもなかなか大変です。分子にしてみれば、細胞内も同じように広く、目的地に行く、あるいは荷物を運ぶためにはレールが必要で、実際、チューブリン‐微小管は、もう一つの細胞骨格タンパク質で同じように伸縮し、線維構造をつくるアクチンタンパク質とやりとりしながら、時々刻々と、自分自身の細胞体をレールも用意しながら物資の輸送を可能にしつつ、最適な状態にしようとしています。

## 動的平衡を内包しながら「かたち」を生み出す動的不安定性

身体をつくるすべての細胞は、分化前は、この微小管とアクチンと中間径フィラメントの三つの線維構造をもっています。すべての細胞が、刺激と場に応じて変形自在なかたちをつくれるタンパク質を三種類ももっているということです。ちょっと前までは、単細胞のバクテリアは、細胞骨格をもっていないことになっていました。今は、必ずしも三つではないけれど、私たちと同じアクチンやチューブリンに極めてよく似ているが異なるタンパク質をもっているらしいことも分かってきました。これは細胞の分子生物学の本では、今でこそ当たり前に重要なこととして掲載されていますが、ほとんど世の中の常識にはほど遠いのが現状です。

私は、ここに私たち多細胞動物の細胞の極めて高い積極性・方向性を実現する可塑性をみます。本人の意志による行動を実現するべく対応するのです。細胞と身体の両階層がもつオートポイエーシス[*3]能を一体化することで目的の行動が実現する可能性が高まるのです。自己言及的な3つの細胞骨格システムが、それらをつなぐタンパク質により協調するようなやりとりを持続する必要のある心筋や遅筋細胞では、三つの細胞骨格すべてのお世話役をする分子シャペロン・αB-クリスタリンが必要なようです。このような細胞の努力を考えると、適切に身体を動かすことが、健康や生活習慣病のみならず身心の健康問題や人間としての生きる方向性にも、決定的に関係してくるに違いないと思わざるを得ないわけです。細胞骨格、とくにチューブリン・微小管システムの本質は、αB-クリスタリンの発見と同じ頃に、チリ大学のマトゥラーナとヴァレラが提唱したオートポイエーシスの実質を担うシステムであると思います。オートポイエーシスは、自己参照型自己言及システムで、生命の本質です。動的平衡を維持しながら、前や後ろという場や方向を、環境応答しながら選んでゆくという、生命の自発的な特異性を含んでいるので、この細胞がもっている意味をくみ取り、個々の多細胞動物がもつ身体の意味まで、あるいは個体レベルでの、運動のやりかたの良否にまでつなげたいと思いました。この本の出版を応援してくれている中山倉庫社長中山雅文さんは、身心一体科学を良く理解してくださっています。スポーツの大事さは自らの腰痛から分かる方で、人間精神の進化や世界の拡がりにも大きな興味をもっておられます。そこで私も「倉庫」や「流通」について少し考えてみました。

この微小管の中心体は、周囲からの指令をうけて、どこにどうやって配送するかのハブとなっています。つまり、この細胞が受け取る外部環境からの物理化学的な刺激（情報）に応じた自己システムの適切な細胞内のネットワークの再構築は、街や都市の設計、あるいは流通の最適化のモデルとして位置づけてみる価値があるのではないでしょうか。クロネコヤマトなどの宅急便が流通に革命を起こすとは当初誰も思わなかったでしょう。また生活に必須な物流のための倉庫はまた地域の知の倉庫として機能してもおかしくありません。細胞が基本的にもつ細胞骨格は三種類ありますが、三つのうちの二つをダイナミックな細胞骨格という流通システムとして採用した生き物が進化の過程で残ってきました。そのことを考えると、協調し合えるアクチン・チューブリンのダイナミックなシステムと、ダイナミクスを下げて仲を取り持つ中間径フィラメントを含む三つの細胞骨格の組み合わせに多様な進化をとげてきた多細胞生物の単位としての細胞の秘密があるに違いありません。私たちの様々な身体機能に応じたかたちの制御と機能制御及びダイナミクス制御は一考に価すると思います。自律分散協調系の最小単位は、この細胞骨格システムです。ただし、支えるにはお世話係・分子シャペロン（ストレスタンパク質）が必須であるのはこれまでご紹介したとおりです。

## 動的不安定性が生み出す極性[*4]と前後軸[*5]——私たちには、前と後ろがあること

「顔があって良かった」などということはさすがに誰も考えたことがないと思います。しかし、クラゲには口はあっても顔はありません。もう少し近いところでも、脊索《せきさく》動物のホヤにも顔はなく、同じ

脊索動物のナメクジウオには、脳の一部はあっても顔がありません。今の人間の形は、当たり前ではないのです。進化の過程で何が起こったのか、生命とは何かと追求してゆくと、化学反応に帰結しますが、その化学反応はどこで起こっている反応なのか、という「場」の問題や、「時間」の問題を抜きにして語られることが多いので、生命の本質や自分自身の身体やかたちそのものがもつ重要性に気がつきません。

化学反応なら地球の芯の部分でも太陽でも起こっています。ビッグバン以降の宇宙は物質がつくっているので、星にも一生があるのでそこでも化学反応が起こっています。その中で私たち自身の身体の中で起こっている化学反応はこれらの反応とは何が異なるのかを教えず、また健康問題となると、一般の人たちが分かるようにしなければいけないと言いながら、細胞もタンパク質もDNAもまじめに説明せず、高級研究者だけが扱う専売特許の枠組に入れてしまうのは、はなはだ問題です。

生物学の分野でかたちの研究をしてきた浅島誠先生[*6]も、かたちを制御する分子・アクチビンを発見したのち、生命が生まれるまでの過程がほぼ時間通り進んでいくことを、遺伝子で説明することに成功しました。また私が学位を取得したエアロビクス研究では、もっぱら外界にある酸素を肺から取りこみ、細胞のミトコンドリアが使う能力を中心に考えて運動をみていましたので、運動時の呼吸循環系の能力や運動のエネルギー代謝や栄養素の代謝などについて勉強する中で、「見かけ上の定常状態」や「動的平衡」という言葉にも出会い、肥満の問題や生活習慣病の問題についても理解を進めていました。つまり、生物の形の研究はもちろんのこと、人が二本足で走る運動も直立二足歩行を可能にした形そのものの重要性はここでは表にでてきません。

私たちの身体には「かたち」があり、もちろん身体をつくる筋肉や骨、肝臓や脳にも、それぞれ一定のかたちがあります。生理学と解剖学で、機能と構造の関係を学ぶわけですが、解剖の本をみても「込み入っている世界」という印象しか残らない。筋トレをして筋が肥大するのは当たり前と考えると、筋を肥大させたい人は筋トレをすればよいで終わってしまうわけです。でも実は、通常、筋は無駄に肥大しないようなしくみをもっていて、骨格筋が使用性肥大するのは、他の臓器では当たり前ではなく、多くは異常であることが多いわけです。心肥大が病態につながることでも分かります。

今から思えば、実は「かたち」の本質は分かっていなかったように思います。かたちは既知のもので、筋肉はなぜ紡錘形をしているのか、身体をつくる細胞たちが自分自身の生存のために、かたちをつくるだけではなく、形自体を自由に変形させることができるし、元に戻すことができる線維構造を物資輸送のためのレールにしているのです。このうちのアクチンとチューブリンタンパク質が示す挙動は、一時流行った「動的平衡」以上の重要なはたらきをしており、両者を比較するとチューブリン・微小管システムのはたらきには、さらに驚くほかない自然という神様が創り給うたシステムです。タンパク質の研究は、遺伝子の研究に比べてかなり面倒なのですが、覚悟を決めてこのチューブリンとそのお世話役αB‐クリスタリンと、生涯お付き合いしようと思わせるほどのものです。

福岡伸一さんの著書『動的平衡――生命はなぜそこに宿るのか』（木楽舎、二〇〇九）にある「動的平衡」（逆方向への過程が進む二者が揺らいだ状態で釣り合っている）という言葉の状態を示す典型例です。福岡伸一さんの本で一躍「動的平衡」は有名になりましたが、私がこの分野の研究者として最初に学んだ生化学の本の名前が江上不二夫、アーネスト・ボールドウィン『動的平衡の生化学』（岩波書店、一九六七）でした。もちろん「動的平衡」が生命の基本になっていると書かれていました。ちょっと考えてみれば分かる生命の本質的な性質を、どうも日本の教育では教えていないように思います。私が半世紀前に読んだ本を探そうとネット上で「動的平衡」を検索すると、まずは物理学・化学の用語で、「物理学・化学などにおいて、互いに逆向きの過程が同じ速度で進行することにより、系全体としては時間変化せず平衡に達している状態」[*7]とあり、「福岡伸一」では、前掲した『動的平衡』という本の中で、生物を「（研究者が意図的に遺伝子を欠損させた）ノックアウトマウスの（研究者にとっては意外な）実験結果なども踏まえて、従来の生命の定義の設問は浅はかで見落としがある、見落としているのは時間だ」とし、「生命を機械にたとえるのは無理がある」としています。

「機械には時間が無く原理的にはどの部分からつくることもでき部品を抜き取ったり交換することもでき生物に見られる一回性というものが欠如しているが、生物には時間があり、つまり不可逆的な時間の流れがあり、その流れに沿って折り畳まれ、一度おりたたんだら二度と解くことのできないものとして生物は存在している」[*8]と説明し、さらに、「動的平衡なんて怖くない」[*9]では、動的平衡は福岡伸一さんの専売特許ではないことや、「普遍と個別、特定の物質に依存しない原理と物質の形をとった原理をどう統合するか」と問題提起し、「動的平衡なんていう考え方には、大人になってから感動するのではなく、早いうちから『普通のこと』として馴れてしまったほうがいい」と言っています。

私も大賛成です。要素が分かることは素晴らしいことですが、還元したら再度帰納的に再構成するか、要素間の関係性から、全体にもどしたときの意味を提起しなければなりません。今は、要素還元的な科学論文ばかりが有名な国際誌に掲載され、その国際誌に掲載されるか否かで研究費を配る世の中ですから、要素も全体も理解し説明できる本物の科学者や教育者をどのように育ててゆくか、大変深刻な問題になっているように感じています。

ホメオスタシス（恒常性）を教えていない生物学ではダメなのです。教科書で健康を基礎として教えることが大切なのです。人間として生きることの大前提を教えないで、科学のみが進むわけです。科学研究における不正問題に対応する倫理的な法律をつくる前に、人間である自らの存在を生物の多様性の中に位置づけると同時に、人間の尊厳まで見据えることができる科学・生物の物語が必要ではないでしょうか。

## 三　細胞を「範」にして「自分」をオーガナイズ

### 太極拳で重心コントロールトレーニング

細胞たちはけなげにも一生懸命活動して、自分たちのすみかである身体を健康にしようと努力しています。私は太極拳に出会ってから、立位での自分の重心の位置に相当する部位（「丹田《たんでん》」と呼ばれて

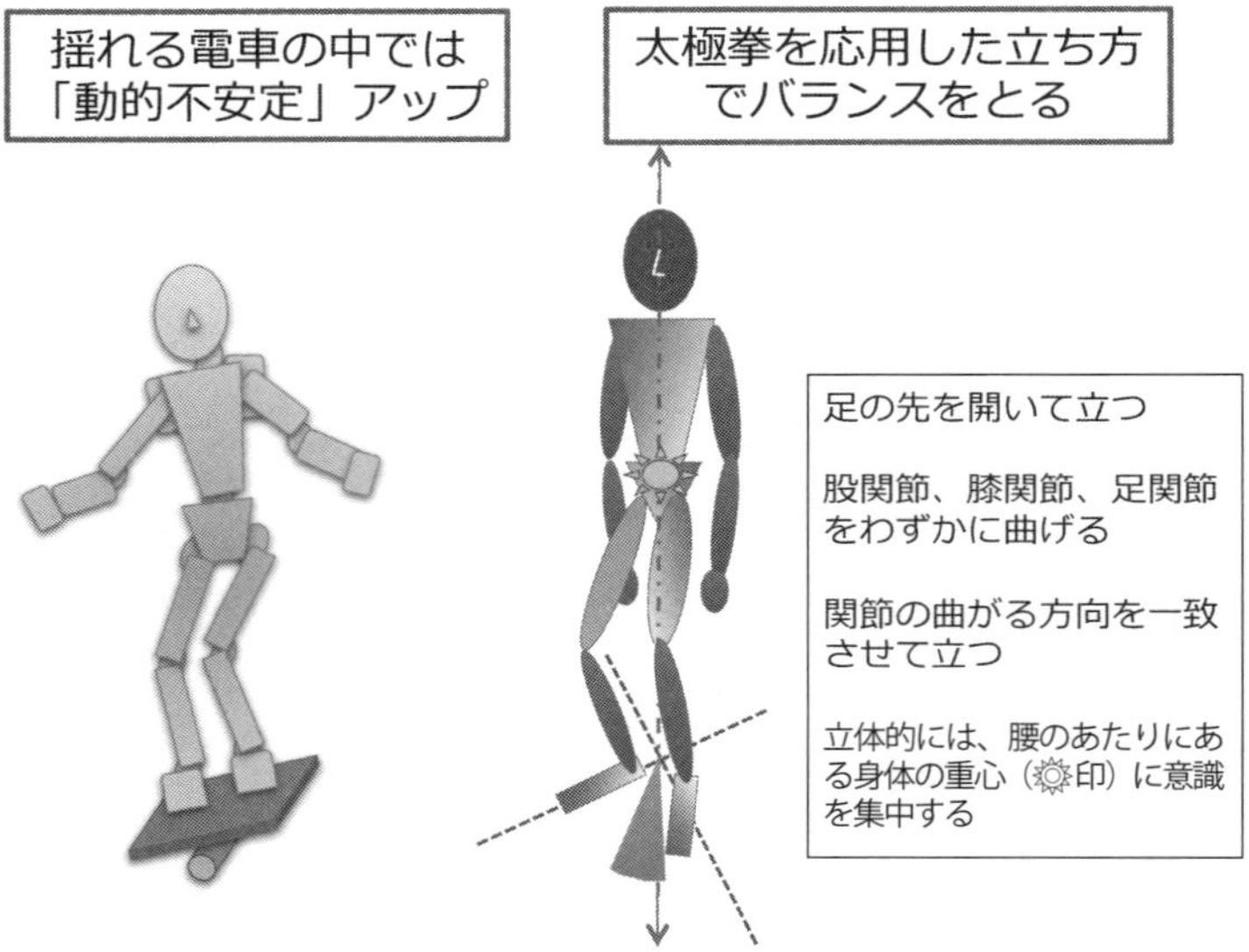
揺れる電車の中では
「動的不安定」アップ
太極拳を応用した立ち方
でバランスをとる
足の先を開いて立つ
股関節、膝関節、足関節
をわずかに曲げる
関節の曲がる方向を一致
させて立つ
立体的には、腰のあたりにある身体の重心（☼印）に意識を集中する

**図Ｖ-３　電車トレーニング：微小管の中心体と太極拳からの発想**

います）を意識して、腹筋や体幹の筋が収縮するように立ち居振る舞うように努力しています。重心を制御している細胞のイメージを大事にし、お手本として動くイメージの電車トレーニングを考案しました。細胞が棲む身体も動きますし、その身体が乗る電車も動きます。揺れる電車の中で、立ったまま何気なく重心制御しながら太極拳で最も重要な動きを習得するようにしてみませんか。図Ｖ‐３でご紹介するのは、無極式太極拳の立位のポイントです（練習では両足は肩幅で平行にしますが、前後左右に揺れる電車ないでは、四五〜六〇度にしましょう）。股と膝の関節をわずかに屈曲して、上半身を脚の筋収縮でしかと受けるのです。楽に見える太極拳ですが、初めてトライしたときは、その後一週間軽い筋肉痛になり

ました。つまり、筋トレ効果もあるわけです。

太極拳ほど、やってみないとポイントが分からない動きはありません。つまり見ているだけだと奇妙なあやしい動きに見えます。手の動きばかり気にして、へっぴり腰でやったのでは太極拳ではありませんが、腕の動きで誘導しながら、五分、一〇分とパッセンジャー（乗客）である上半身を、ロコモーター（運搬車）である両足が静かにゆっくりと運ぶ練習は、注意深く動く脳のトレーニングになります。高齢になると低下するバランスを克服するには、臥位体幹体操で習慣となった腹部の緊張を、太極拳的な慎重さにつないだ日常動作を身につけることがとても大事です。

ただし、これは電車がすいている時にやってください。また急停車にそなえて、つり革や支柱のそばでやるのがよいでしょう。

## ストレッチすると細胞も伸ばされ、拡がり、内部を整理整頓しやすい

細胞もちゃんと掃除をしながら生きていると考えると、私たちもサボってはいけないと思いませんか。もう一つ、細胞に大事なことは、自分で積極的に仕事をしたいと思っても、窮屈な狭い部屋に閉じ込められたような状態が続いたり、押しつぶされたまま身動きできない状態に放って置かれると、掃除もできなかったり、掃除のためのエネルギーを生み出す酸素を運んでくれる毛細血管がつぶれたままだったりと、あがいても自分の力だけではどうにもならないことがあります。

私たちの身体には、大小取り混ぜると約一〇〇〇個の骨格筋があります。ストレッチをくまなくや

っていますか。細胞のイメージを変えてほしいのです。たとえば、私がストレッチをすると、ストレッチされた私の身体の中の細胞たちもストレッチされて、メカニカルストレス（機械的刺激）をもらって軟らかい細胞自身が伸ばされて細胞は細胞骨格を介して刺激に応答するという関係を考えてほしいのです。

この細胞骨格への刺激は、細胞骨格線維をばらけさせたり、（脱会合という）伸長・短縮の動的不安定性を高めたりします。その結果、細胞骨格にくっついて隠れていた細胞内のシグナル分子の刺激に応じて核内に入るゲートを通過する通行証は、細胞骨格がばらけるのと同時に、細胞核表面に達すると、ゲートを通過して核内に入り、核内のDNAに結合して、セントラルドグマ[*10]（中心定理）通り、メッセンジャRNAへ、アミノ酸を連れてくるtRNAへと情報が伝わり、タンパク質を作り替える仕事ができるようになります。

筋肉の細胞に多いのですが、遺伝子情報を、タンパク質の情報に変換するためのDNAの調節領域には、ストレッチ・リスポンス・エレメント[*11]という配列も実際にあり、これはストレッチで活性化されます。また、血管をつくる血管内皮細胞の遺伝子の調節領域には、「シェアストレス・リスポンス・エレメント」[*12]（血流が作る剪断応力で活性化される）という配列もあります。細胞は機械的刺激に応答して、遺伝子情報の中から大事なタンパク質をつくることが分かってきました。

核内には、細胞骨格と同様に核骨格という線維構造（中間径フィラメントのラミン）があり、DNAは裸でふらふらしているわけではありません。ヒストンという名前のタンパク質を糸巻きの芯にして結合して、構造化されていることが分かり始めています。

## 的確に私が動くこと、暮らすことは、細胞とのコラボレーション

暴飲暴食をする日が一週間に一日ほどであれば、細胞たちは頑張って元に戻そうと私たちが見えないところで頑張るわけですが、連日になると、動的平衡は崩れて、脂肪が蓄積していったり、変性したタンパク質が溜まっていったりします。たとえば、後ろ向きに廻っているトレッドミル上で前向きに走ると、同じ場所で走れること、日々使う生活必需品や生産と消費も、大きな意味では動的平衡状態です。

上述した微小管の伸長・縮退（タンパク質の会合・脱会合）だけではなく、遺伝子の読み出しも転写因子複合体を構成しているたくさんのタンパク質が刺激に応じて会合・脱会合しています。またそれらのタンパク質は個々の不安定さに応じて合成と分解が共に進行しています。身体は一定のかたちを維持しているのですが、いくつもの段階で動的平衡であると言えます。

しかし生命は動的平衡を超えて、細胞骨格が内包する極性が生み出す三次元のかたちをダイナミックに維持しつつ、トポロジカルでも極めて動的なかたち単位で目的的に応答できるという意味で、動的平衡以上の能力――オートポイエーシスにより常に調和を追求しているともいえます。ですから、身体をメカニカルなホメオスタシスが維持できる範囲内においてバランスよく柔軟に動かすことが、細胞がもつ能力を引き出すことになるわけです。細胞の生存原理を、私たち一人ひとりの人間の的確

な動きや行動の生成にまで、論理的かつ構造的につなげられる可能性を追求するのが、身心一体科学です。さらに、細胞と身体をつなぐのは、細胞に対しての身体の動きや栄養素ですが、それらの刺激を受けて、細胞自身が刺激に応じた細胞外マトリクスを生み出し、身体を構築してゆきます。正しい適格な動きは、まさに自分をつくる細胞たちとの共生でありコラボレーションです。

放送大学の文京学習センターの客員教授に招いてくれたのは同センター長の桂井誠先生で、九州に戻られた今も研究を続けている医用電子がご専門の上野照剛先生が紹介してくれました。現在のセンター長の岡野達雄先生も含めて何にでも興味をもたれ、放送大学の豊かな授業案が構成されます。電気を専門に研究されておられる方は、なかなか「細胞」というリアルな存在の意味が実感しにくいようです。「電脳」で人間は生きているイメージを強く持たれている方が多いのです。

二〇一二年に応募し、二〇一三年度開設の細胞骨格微小管の動的不安定性制御とストレスタンパク質、太極拳をつなげた「特別番組」をつくらせていただきました。プロデューサーは瀬戸章さんです。楊式太極拳の師範である石水極子先生の緩やかで美しい動きも垣間見ることができます。年に数回は放送大学のチャネルでみることができますので、ぜひご覧ください。タイトルは、「自分がわかる細胞健康科学~細胞・身体連携力学応答機構とスローエクササイズ効果~」。出だしは、一個でも拍動する心筋細胞で、締めは、ミッチソン研究室の映像です。細胞膜もないのに微小管の中心体から放射状に延びる構造のダイナミクスで細胞は互いの距離をほぼ一定に保つ能力があることを示した動画です。生命システムを科学的に理解しても、なお畏敬の念をもたざるをえない感動をもらえます。

【注】

＊1　↓第Ⅱ章＊12参照〔134〕

＊2　横紋構造をもつ筋肉（骨格筋と心筋）の横紋構造をいう。収縮を生み出すミオシンやアクチンなどの筋原線維タンパク質がほぼ二μm（マイクロメートル／ミクロンメートル）で整列しており、顕微鏡でサルコメア構造を観察できる。収縮単位である。〔135〕

＊3　↓はじめに＊2参照〔144〕

＊4　方向性があること。〔145〕

＊5　動物の身体は地球上（重力場）では三次元の構造体で存在する。重力の方向は「背腹軸」（背は上側、腹は下側）とよび、これに対して顔ができる方が前、尾ができる方が後である。三つめの軸が左右軸である。〔145〕

＊6　一九四四年生まれ。生物学者。専門は発生生物学で、ことに胚幹細胞を研究、アクチビンの発見で業績を残した。東京大学名誉教授、東京理科大学副学長。〔146〕

＊7　（Wikipedia）https://ja.wikipedia.org/wiki/%E5%8B%95%E7%89%A9%E5%AD%A6%E8%80%85（二〇一八年四月一三日アクセス）〔148〕

＊8　（Wikipedia）https://ja.wikipedia.org/wiki/%E7%A6%8F%E5%B2%A1%E4%BC%B8%E4%B8%80#.E5.8B.95.E7.9A.84.E5.B9.B3.E8.A1.A1（二〇一八年四月一三日アクセス）〔148〕

＊9　http://ibaibabaibai-h.hatenablog.com/entry/2015/11/24/162347（ibaibabaibai のサイエンスブログ、二〇一五年一一月二四日、二〇一八年四月一三日アクセス）〔148〕
＊10　→第Ⅲ章＊1参照〔152〕
＊11　（Stretch Response Element）ストレッチというメカニカルストレスに応答するＤＮＡの配列をいう。実際、ストレッチ刺激でこの配列に転写因子（タンパク質）複合体が結合すると、該当する遺伝子のｍＲＮＡが合成される。〔152〕
＊12　（Shear Stress Response Element）ずり応力のようなメカニカルストレスに応答するＤＮＡの配列を指し、実際、シアストレスでこの配列に転写因子（タンパク質）複合体が結合すると、該当する遺伝子のｍＲＮＡが合成される。〔152〕

＊〔　〕は本文の頁数

# 第Ⅵ章　タンパク質のホメオスタシスをメンテナンスする

## ——ストレスタンパク質が健康寿命を延ばす

## 一　タンパク質のホメオスタシス（プロテオスタシス）

### いつも内部をきれいにして健康に気をつけている細胞たち

タンパク質にはかたちがあるとお話ししましたが、細胞のチューブリンタンパク質は、分子が二個会合している二量体の状態でバラバラでいるときと、集まって微小管をつくるときでは、タンパク質のかたちがほんの少しだけ違います。

これはたとえば、私たち人間が一人でいるときと、皆で手をつなぐときとでは、同じ姿勢でも、手の部分は「つなぐ」のですから、まったく同じかたちではありえない、ということと同じです。タンパク質同士が相互作用するときには、多少の差はあっても、かたちが変化するということを意味しています。大きくくずれたら元に戻れないこともあり、救い船がこないと倒れて起きあがれない状態のタンパク質が、細胞内に溜まってしまうと、細胞は掃除することができなくなってしまうわけです。

刺激が入らない状態でも細胞は眠っているわけではなく、常に家事（ハウスキーピング）の手を緩めず、きれいなお部屋を保とうと頑張っています。私の部屋もですが、放っておくと、すぐに汚くなります。これを片付けるには決心と行動が必要なのですね。

このように、生命はランダムさ（エントロピー）を下げるためにエネルギーを使っています。自然界は、エントロピーが増加する方向に向かっていて、減少させる努力をしているのは生命だけです。

これは生命の最大の特徴です。どうやって減少させるかというと、私たちの部屋と同じで、整理整頓、位置決めです。細胞もどこに何を置くか、どう移動させるかに、細胞骨格を使っています。

## 二　タンパク質のお世話をするタンパク質・分子シャペロン

### アルツハイマー病はかたちが壊れて凝集したタンパク質が細胞内に蓄積する病気

高齢者に増加する脳の病気といえば、アルツハイマー病やパーキンソン氏病などの疾患ですが、これらの多くは、プレセニリンというタンパク質や微小管を安定化させるタウというタンパク質が異常な形に変性して起きます。すでにお話ししたように、変性タンパク質は、初期であれば元に戻すことも可能であることが分かっています。培養細胞の実験データですが、とくにストレスをかけていない普通の状態でも、タンパク質をつくる過程にはミスがつきもので、通常でも三〇％の間違いを起こしていることが報告されています。図VI‐1の中央の写真は変性タンパク質がたまってしまった脳細胞で、このような細胞が増えると神経変性疾患となります。この凝集体の中にαB‐クリスタリンも存在することが報告されていますが、αB‐クリスタリンは、タンパク質の変性が起きると最初になんとか凝集沈殿させないように可溶化しようとしていることが分かっています。他の分子シャペロンも含めて誘導され、かつ変性タンパク質の分解も亢進させ、タンパク質の合成と分解の両方を動かす

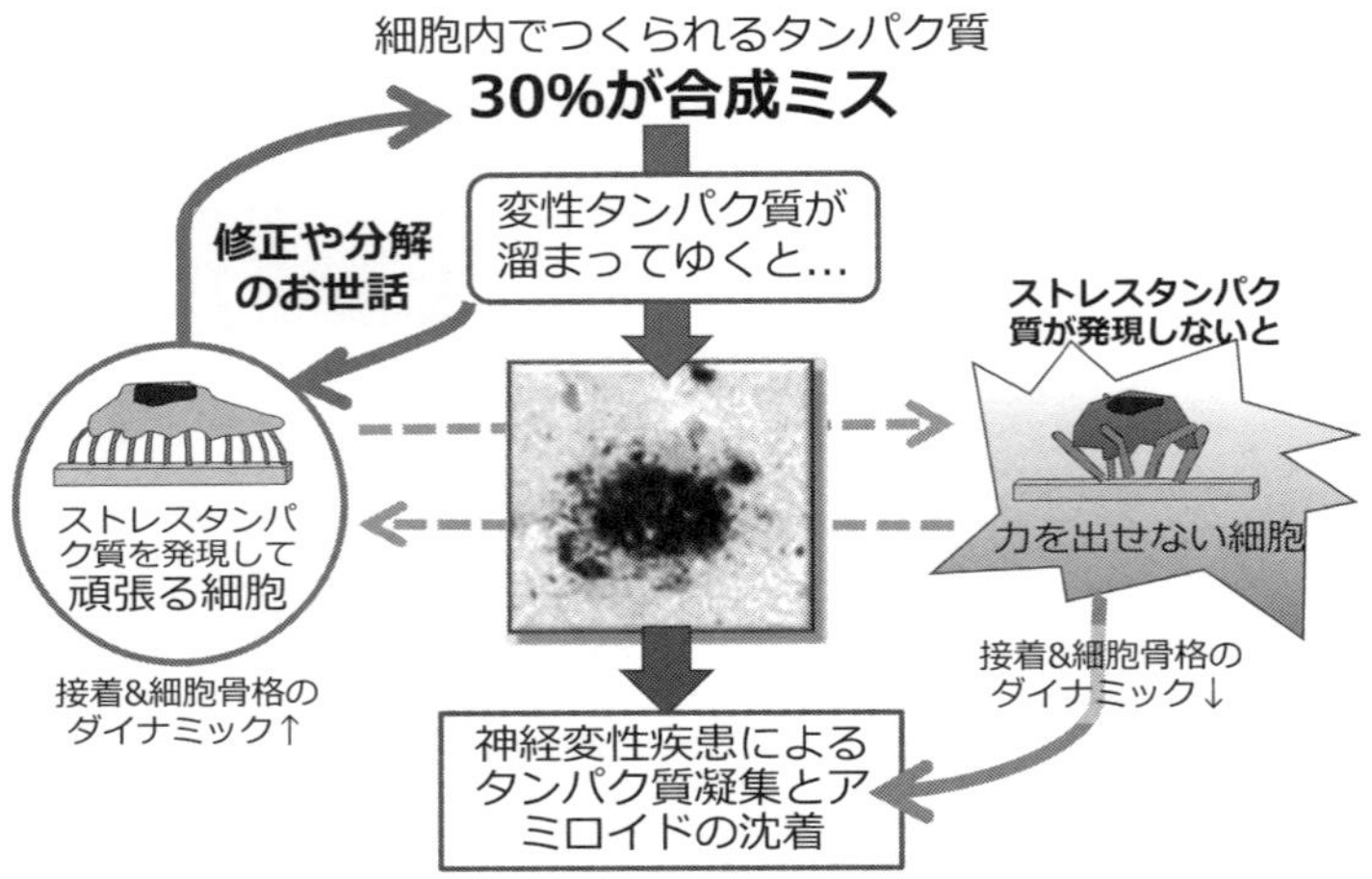


**図Ⅵ-1　細胞内でのタンパク質合成はミス30%**

ゴミが溜まると神経変性疾患になる。ストレスタンパク質でタンパク質をターンオーバーさせることが必要。

「プロテオスタシス」を回しておけば、アルツハイマー病行きは防げるはずです。そのためには、細胞接着や細胞骨格のダイナミクスが維持される必要があり、運動が効果的であることが報告されています。私たちの研究室では、分子シャペロン・αB-クリスタリンを発現している細胞は、足を踏ん張ることができ、ミトコンドリアの活性も高いのですが、αB-クリスタリンの発現を減らしてしまうと、足を踏ん張ることができないことを明らかにしています。

## 「ストレスがあるから応答する」ことが生きていること

運動すると、なぜ健康に、元気になるのかを追い求めるなかで、ストレスタンパク質・分子シャペロンとの出会いがあり、しかも、その分子シャペロンがお世話する相手として線維タンパク質（細胞骨格）に出会い、さらに線維を生み出す細胞骨格タンパク質は、会合・脱会合しながら維持されていること、そして分子シャペロン・αB-クリスタリンはそのダイナミクスを維持するために必要であることが分かってきました。つまり、運動は、ストレスタンパク質（熱ショックタンパク質）を誘導して、私たちを健康に導くことが分かったわけです。

重力場で生きていること自体が、細胞への適切なストレスを与え続けていることになる、という理解を得るまでには、ストレスが良いのか悪いのか分かりませんでした。しかし今では、身体は立っていること自体、そして細胞は基盤に接着していること自体が、仕事をしていること、重力ストレスに応答していることであることが、理解できるようになりました。生きているということは、変化し続けていること、そして応答し続けていることであるとのリアリティーが生まれています。身体も細胞も応答し続けているのです。仕事があるから仕事をしているのです。仕事もストレスの一つで、それもなくなると、活動依存性で生きている細胞たちは、アポトーシス[*1]（自殺プログラム）を選ばざるを得ないことになります。次項で詳しく説明しますが、ラットの実験で使う後肢懸垂モデルは、筋肉から重力に抗してストレスを受けることができないようにしてしまうモデルです。このことから逆に、活動することで進化してきた、私たち動物たちの生命の本質が見えてきます。

## 三　ストレスタンパク質・αB-クリスタリン

### ストレスタンパク質を誘導すると寿命が延びる

遺伝子工学の進展により、このようなストレスタンパク質の仲間の多くを調節している転写因子があることが分かりました。米国で寿命の研究をしているシンシア・ケニヨン教授（Cynthia Kenyon）が、寿命のモデル生物である体長一㎜の小さな線虫（*C. elegans*）を対象に、その転写因子の活動をアップさせたり、ノックアウトして実験したところ、ストレスタンパク質が増えるようにした線虫では寿命が延長し、発現できないようにした線虫では半減しました。これは、日本の山口大学の中井彰先生[*2]によりマウスで再現されました。ストレスタンパク質の力は偉大です。

誰しも遺伝子の変異は良くないことになるだろうと考えます。私も同じでした。それが実は違ったのです。前述のケニヨン教授の実験ですが、通常の個体よりも約二倍も寿命が長いものがいることが分かり、よく調べてみると、遺伝子に変異があったのです。その遺伝子は、糖脂質代謝に関連するインスリンに応答して働く遺伝子でした。

日本人の多くはご飯やパン、うどんにそば、と炭水化物が大好物です。私もその例に漏れず、初めて外国に行ったときにも、何を食べたくなるかと思ったら白いご飯でした。近ごろは、糖も脂肪も摂りすぎると身体には大変負荷をかけるので、代謝の活発な子どもや若い人たち以外は多くの場合、糖質ダイエットは肥満の治療にも予防にも効果的であることが分かってきています。

糖脂質代謝以外にも成長に重要なインスリンですが、常にインスリンが必要な状況が続くと、実は健康によくないことが分かりました。線虫の遺伝子に変異が起こり、あまり働かないようになり、寿命が長くなったのです。線虫だけでなく、人でも同じように遺伝子に変異があり、長寿になった例が報告されています。

しかしその後、この寿命が長くなった線虫で、一群のストレスタンパク質の仲間たちの発現を高める、転写因子ヒートショック因子1の発現があったのです。そこで、さらにこのことを明解に示すために、わざと変性タンパク質ができてしまう系（ポリグルタミン症）で細胞をいじめた状態にして、ヒートショック因子1を増やしてみたところ、その線虫でも、見事に寿命が長くなりました。

そしてさらに、ストレスタンパク質の仲間の中で、この寿命の延長に、効果的な熱ショックタンパク質は、αB-クリスタリンが含まれる、小さい分子量の仲間のストレスタンパク質たち（低分子量ストレスタンパク質・低分子量熱ショックタンパク質）でした。前述したように、同じ現象はマウスでも確認されました。

## 筋肉が重力に抗して仕事ができなくなると減少するストレスタンパク質

適度に頑張って運動することでなぜ健康になるのか、その背景を科学的に説明したいと思い、マーカーとなる分子を探していました。これまで何度も出てきたαB-クリスタリンに出会ったのは、ラ

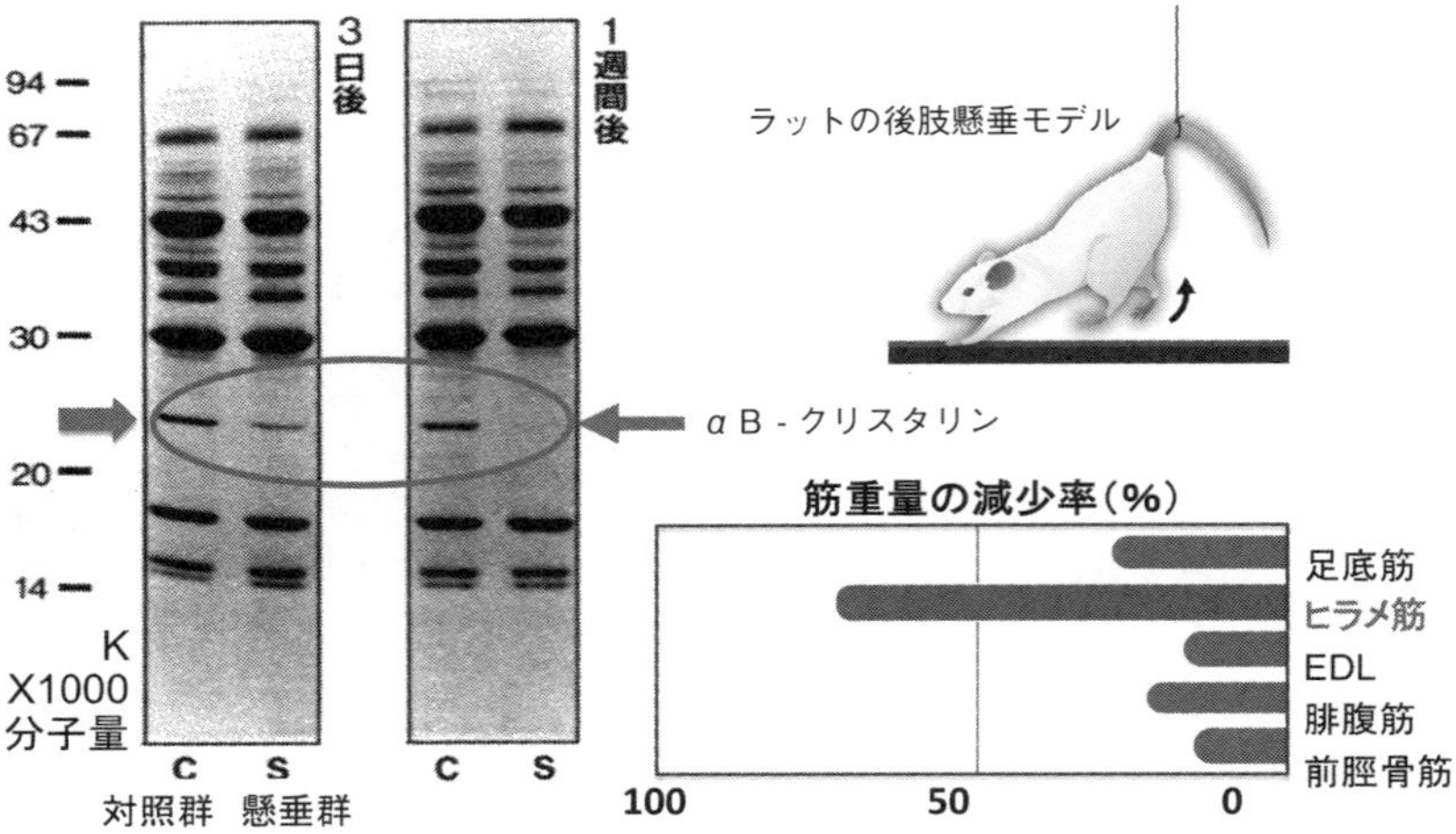


**図Ⅵ-2　ラットの廃用性筋萎縮モデルと ストレスタンパク質・αB - クリスタリンの減少**

ラットの後肢が床に着かないようにすると、抗重力筋のヒラメ筋重量が1週間で半分になる。円で囲った部分は、ストレスタンパク質・αB- クリスタリン。（Atomi ら , 1991）

ットの後肢懸垂モデルです。ラットには申し訳ないのですが、尻尾を天井から吊るして後肢を床に着かないようにし、前足だけは着地できるようにします。最初の一〜二日は、後肢で床を蹴るような動作をするのですが、そのうち蹴る床がないので、足首を伸ばしたままの状態になります（図Ⅵ-2）。その状態で一週間耐えてもらうと、一週間後には、ふくらはぎの筋肉が萎縮します。とくに内側にあるヒラメ筋の重量が約半分に減少します。

皆さん、自分の足首が床の上で立っているとき、どうなっているのか、考えたことがありますか。床面に対してほぼ直角になり垂直立位を支えています。このほぼ九〇度の角度から前に倒れそうになると、ふくらはぎの筋肉（下腿三頭筋という）のうち、骨に近い方についているヒラメ筋が、伸長されます。骨格筋は、筋細胞内に錘内筋線維という感覚神経の末端とつながっている伸張度を検出する細胞の集まりがあり、伸長されると収縮する性質をもっており、しかもそれがサルコメア構造ももっているので収縮します。つまりヒラメ筋が伸ばされると錘内筋線維は収縮して、それ以上筋が伸ばされないようにするというフィードバックシステムが働いて、ヒラメ筋が収縮するので、私たちは倒れずに立っていることができるのです。足首の角度は極めて重要であることが分かりますね。私たちはゆらゆら揺れながら立っていることになり、その間、ヒラメ筋は活動し続けるので抗重力筋とも呼ばれます。

収縮を司る筋原線維というタンパク質の複合体があります。その中でもよく知られているのが、アクチンとミオシンです。両者は、細胞内のカルシウム濃度が上昇すると、邪魔をしていたトロポミオシンがわずかに移動し、相互作用します。この時に、ミオシンの頭部に結合しているATPが分解されスライディングが起こり、張力が筋細胞の接着班にあたるZ帯に伝えられて、筋細胞を取り巻いている基底膜構造やファシア構造を介して腱《けん》・骨に伝えられ関節運動を起こすことになります。ヒラメ筋は、力を発揮するのに必須なモータータンパク質・ミオシンが、ATPを分解する速度がもう一つの速筋グループに比べて遅く、ゆっくり収縮するので「遅筋」という名前がついています。つまり、タンパク質のちょっとした違い（アイソフォームという）が、私たちの日常的な動作や長距離、短距離ともに走ることができる運動能力に、大きく関わっていることになります。

面白いことに、この遅筋のミオシンは、心臓の心室細胞で収縮しているミオシンと同じなのです。

心筋細胞は、受精後数日経つと拍動を始め自身も分裂増殖しながら、体中でどんどん増えてゆく細胞たちに酸素を供給しているのですが、ほぼ誕生とともに細胞分裂を停止することが分かっています。

タンパク質のかたちはアミノ酸の並びで決まりますが、そのアミノ酸のちょっとした違いが働き方まで変えることもあります。ミオシンタンパク質は、ATPという小さな高エネルギーリン酸化合物という分子と相互作用すると、リン酸基が一個外れて七キロカロリーのエネルギーを放出し、リン酸基が二個のADP（アデノシン二リン酸）に変化します。そのATP分解の速度のちょっとした違いにATPが結合するアミノ酸配列の違いも影響しています。同じ名前のタンパク質でもちょっとした働き方の違いを生み出すことで、私たちの多様な活動や運動を可能にしているのです。

実際、遅筋が発達している人たちは、このミオシンが遅筋タイプで、ATPの加水分解はゆっくりで収縮力は大きくありませんが、酸素を使って二リン酸のADPをATPに戻す（再合成する）ことができるため、糖や脂肪のエネルギーの供給が続く限り疲れずに走ることができるためマラソンを良い記録で走ることができ、速筋が多い人たちは、短距離走や重量挙げ（ウエイトリフティング）などの瞬発的な力業で行うスポーツの記録がよいことになります。筋肉の研究は、運動パフォーマンスと深く関わっているところが特徴です。内臓をつくっているタンパク質は、このようなアイソタイプ[*3]というよりも、生活習慣病で起こる酸化ストレスなどで遺伝子に変異が起きてガンになったりする話が多いのですが、骨格筋はガンになりにくく、私たち人間の様々な文化形成にタンパク質のちょっとした違いが大きく関与しているのが面白いところです。

話が脱線しましたが、ラットの後肢懸垂モデルを使った実験で、ストレッチが大きく関わっていることが分かったことから、後肢が宙に浮いて仕事ができない筋でも、ストレッチをしておくと筋萎縮の改善効果が得られるかどうかをみたところ、ヒラメ筋の重量も、αB‐クリスタリンタンパク質も、ほとんど減少しませんでした。

運動がなぜ重要なのかを研究するためのマーカー分子を探していた私は、遅筋の重要性と、通常の状態で遅筋に多く発現しており、活動できなくなると減少し、ストレッチで増えるαB‐クリスタリン分子に注目して、そのタンパク質を多く含んでいる骨格筋を集めてきて、生化学的に単一のタンパク質にまで精製して、アミノ酸の配列を決めたところ、その当時は全く理由が分からなかったのですが、目のレンズにたくさん発現している、有名なα‐クリスタリンのサブユニットの一つであることが分かったのです。

α‐クリスタリンには、αB‐クリスタリンとαA‐クリスタリン（サブユニットという）があります。両者があるから、目の水晶体は透明性を維持しているということになっていました。卵を茹でると濁ってまさに「白身と黄身」が明確になるのですが、生卵では、白身は透明で白くありません。白内障という眼の病気は、透明であるべきレンズ（水晶体）のタンパク質が、ゆで卵のように変性して白く濁るということと実は同じなのです。その後、目を中心にαB‐クリスタリンの研究をしている英国の研究者クインランが、α‐クリスタリンがレンズの構造タンパク質に結合していること、in utro（試験管内的な実験）で、シャペロン的に働いていることを示すことから、α‐クリスタリンが目

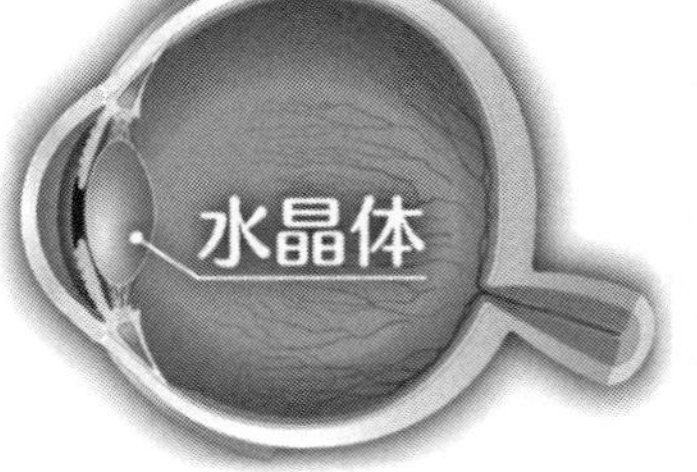


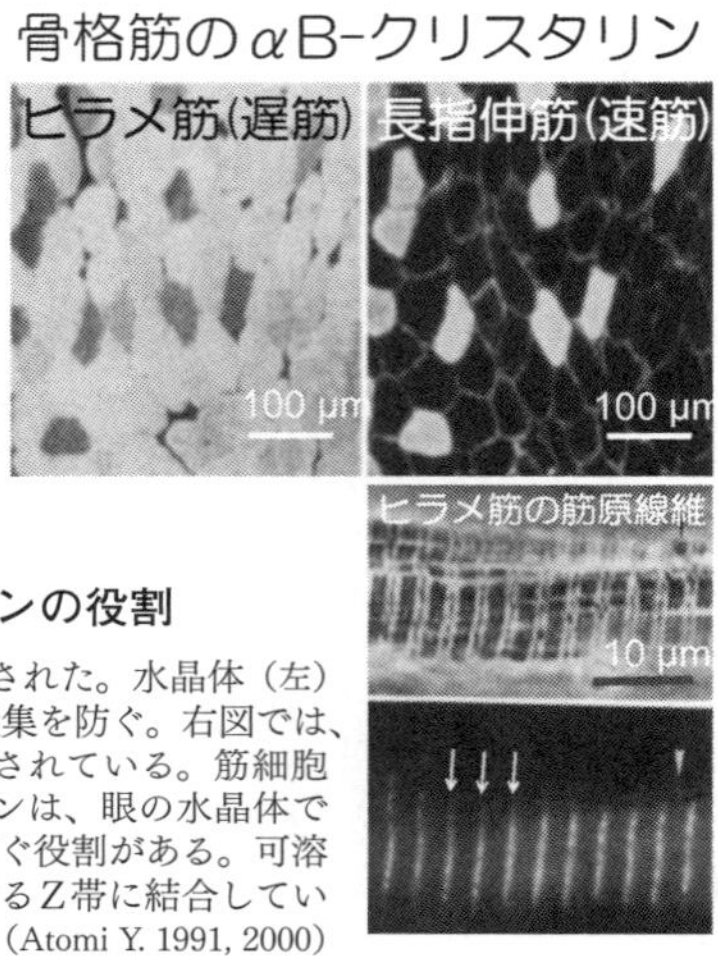


**図Ⅵ-3　αB-クリスタリンの役割**

αB-クリスタリンは、眼の水晶体で発見された。水晶体（左）や骨格筋（横断切片：右）のタンパク質の凝集を防ぐ。右図では、αB-クリスタリンが多いほど明るく染色されている。筋細胞ごとに発現量が異なる。αB-クリスタリンは、眼の水晶体で発見された水晶体のタンパク質の凝集を防ぐ役割がある。可溶性の分画が除かれても、力発揮の支点となるZ帯に結合している（右下の筋原線維、矢印）。　(Atomi Y. 1991, 2000)

の透明性を護っていることと推定しています（図VI-3）。

タンパク質の研究がメカニズム解明の強力なツールになるのは、タンパク質の働き方が、組織や細胞が違ってもほぼ同一の機能をもっていることを仮定できるからです。昔は、一タンパク質一機能仮説が正しいとされていましたが、現在では、タンパク質にはいくつかの機能があることになっています。それでもタンパク質の追跡を行ってゆくことで、私は、なぜ運動が大事なのか、なぜ寝てばかりではダメなのか、海から陸地に揚がった動物は何が変わったのか、というような、生物の進化の謎を解く、大変重要でかつ面白い研究の道具を手にすることになったわけです。

そのうち、αB-クリスタリンはストレスタンパク質の仲間であること、ストレスタンパク質は誰かのお世話をする分子シャペロンであることから、お

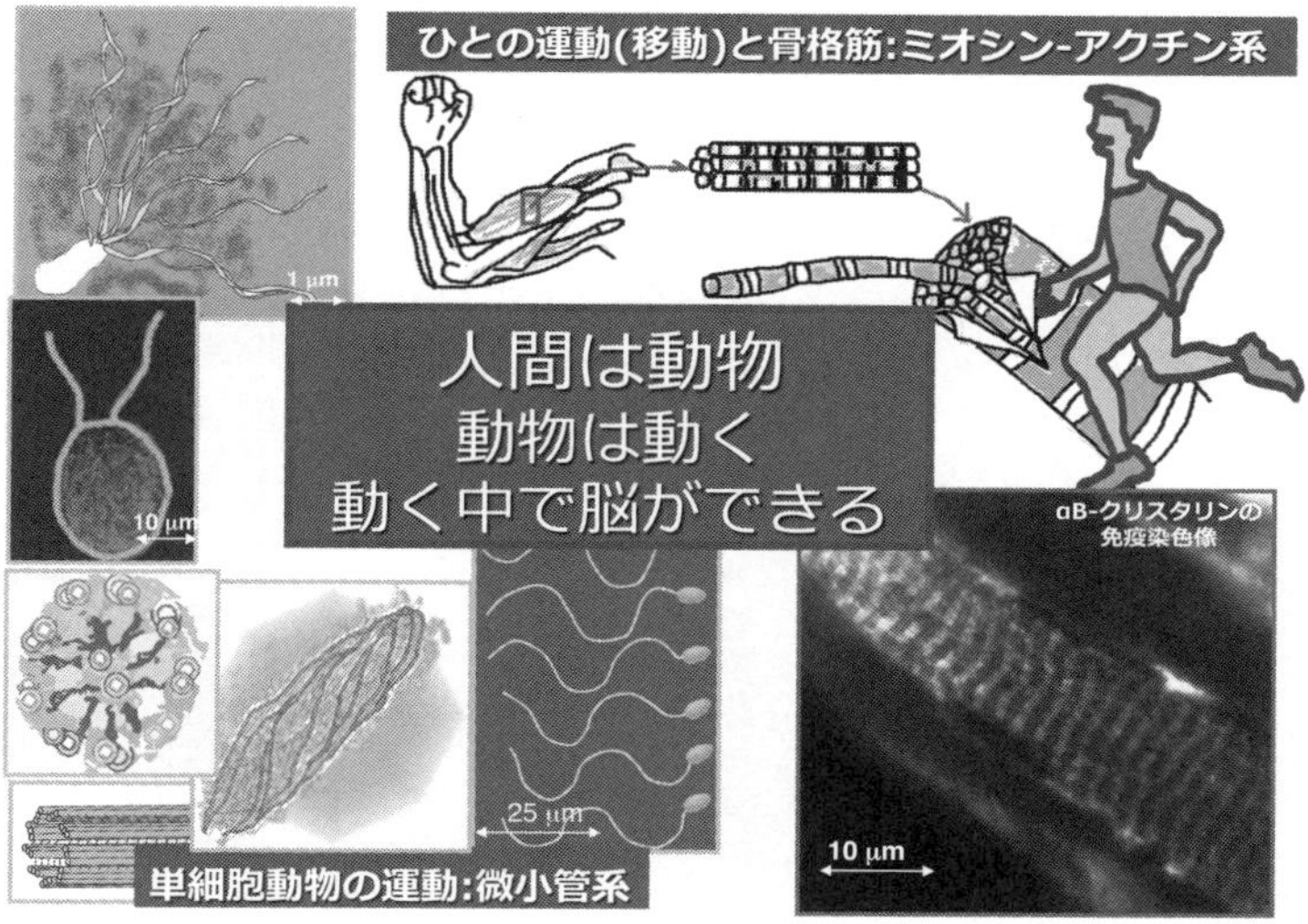


**図Ⅵ-4　移動運動に使うタンパク質システム**

水中に生きる小さな生物は、小さな力を生み出す微小管が移動の道具、大きくなり、陸地ではミオシン - アクチンが主働する。

世話する相手を探しました。まずは顕微鏡を使って骨格筋を横断・縦断的に見てみると（図Ⅵ - 3右）、ヒラメ筋でαB - クリスタリンが多いのはもちろんですが、Z帯（図Ⅵ - 3右下）という力発揮の支点となり、かつ筋原線維を束ねている細胞骨格が存在しているところにも多いことが分かりました。その細胞骨格タンパク質は三種類あるのですが、細長い筋線維（筋細胞）になる前の筋芽細胞で調べたところ、細胞分裂を進行することで有名なチューブリン・微小管と一致度が最も高かったというところまで、研究を進めることができています。

　このチューブリンタンパク質は、それだけではありません。個体の大きさが大きくなってしまう多細胞動物では、身体の移動にミオシン－アクチンからなる横紋構造の運動システムを使うのですが、細胞が一個で生きている多くの単細胞動物は、実はこのチューブリン分子で繊毛やべん毛の基幹構造をつくっており、それを尻尾のようにゆらすことで泳いで移動しています（図VI-4）。さらに驚くべきことに、その繊毛は、私たちの身体をつくる細胞たちのほとんどがもっており、他の細胞とコミュニケーションしていることも分かってきました。シリオパシーという生活習慣病（骨格異常や胃臓・心臓の異常をもたらす疾患）で増加する病気は、この繊毛の異常によって起こることが分かっています。

生物の面白いところは、生命進化の最初に現れたタンパク質は、多くの場合保存されて、どこかでタンパク質として同じ働きをしながら残ってきているという点です。運動トレーニングでパフォーマンスが良くなることも大事ですが、私が運動すること自体を支えて身体をつくりあげてきてくれた、多くのタンパク質が、私の様々な文化的な活動をも支えているという点です。そのことを知ると、とても勇気をもらえます。とくにメインでの働きはないのですが、最も重要なタンパク質のかたちのお世話をして、タンパク質からなる私たちの身心の活動を、病気の方向ではなく、予防的に支えてくれています。ストレスタンパク質分子シャペロンは、縁の下の力持ち的存在です。さらに私たちにとって重要なことは、αB-クリスタリンを含め多くのストレスタンパク質は、私たちの適度な運動で増加させることができることです。他に頼らずに自分の活動で増減させることで、健康や人間として様々な活動を自ら生み出してゆく、その支えとなってくれること、それが動物の本質ではないでしょうか。

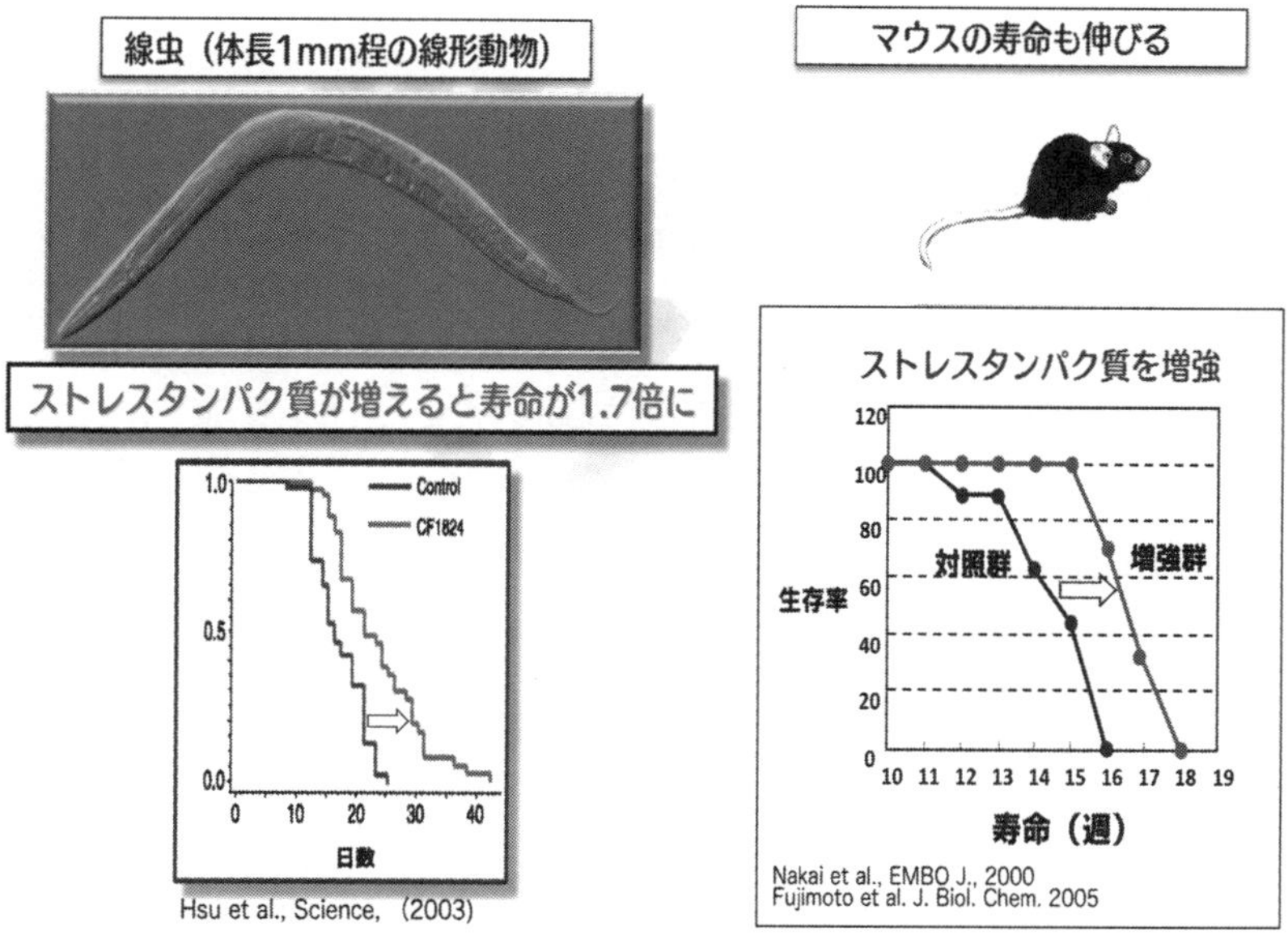


**図VI-5　ストレスタンパク質があると寿命が延長する**

人工的に変性タンパク質を増やしたモデル実験動物、線虫・C-エレガンスとマウスに、人工的にストレスタンパク質群を増やす転写因子（ヒートショック因子）を過剰に発現させると両動物で寿命が延長した。

遺伝子の変異がある個体の方が長生きする、その長生きの原因は、ストレスタンパク質であったという研究には、頭が下がりました。図VI-5に紹介するのは、前述しましたが、幾種類もあるストレスタンパク質の発現制御をしているヒートショック因子1を過剰に発現させると、人工的に変性タンパク質を作らせた実験動物モデルである小さな線虫・C-エレガンスとマウスの両方で寿命が延びたという実験データです。研究というよりも、「生命」はとにかく必死で生きるのだ、ということをまざまざと理解させてくれる例でした。歳だから、調子が悪いからとじっとしているのではなく、少しでも細胞

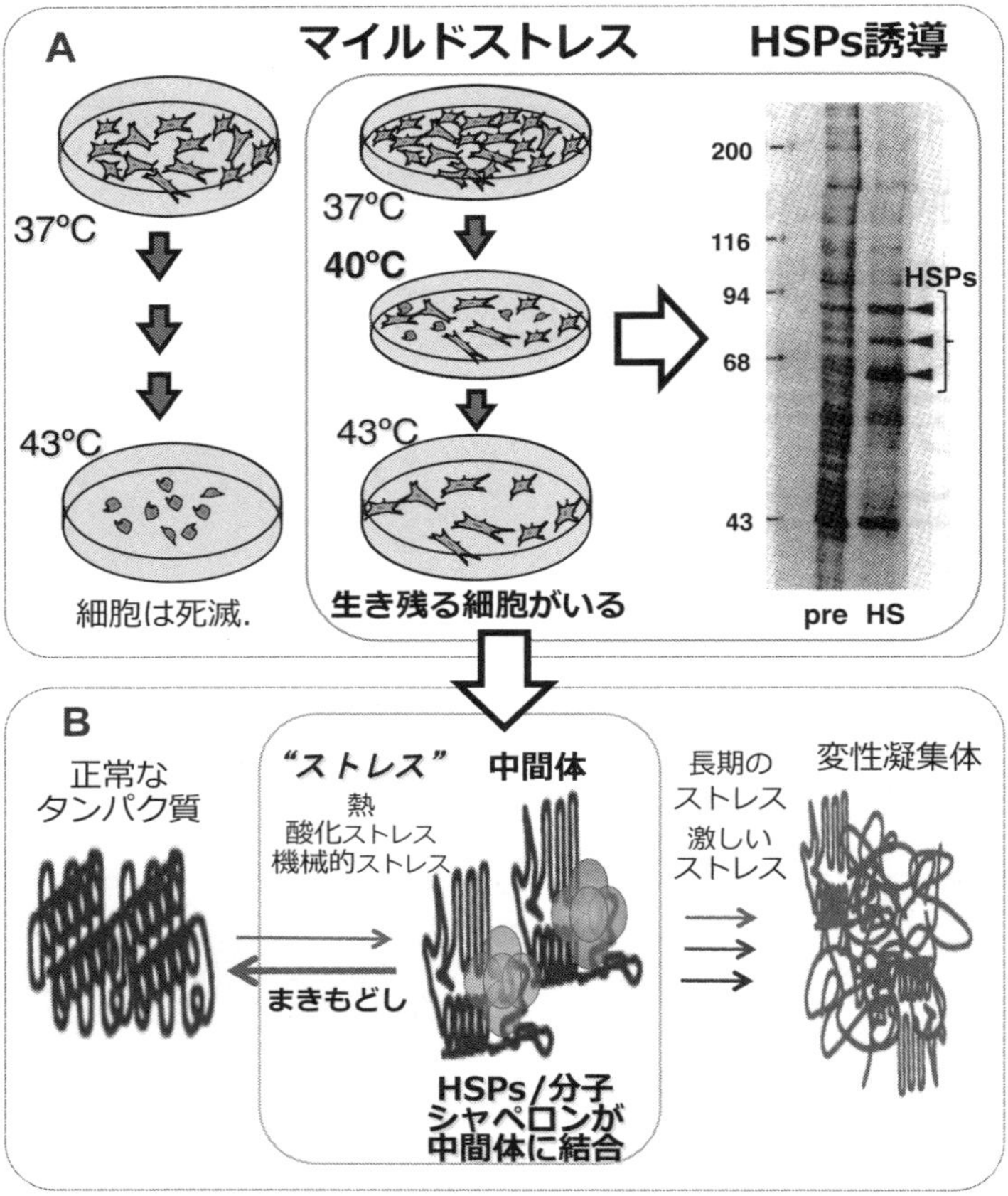


図Ⅵ-6　細胞の「ストレストレランス」

環境からの刺激に応答するストレス応答は、マイルドな良いストレスでは分子シャペロン／HSPsが誘導され、細胞内のタンパク質の凝集の抑制あるいは分解を促進し、プロテオスタシスを維持する。A：細胞にシビアな熱ショック（43℃）を与えると細胞は死滅するが、一度マイルドな熱ストレス（40℃）を与え、その後43℃にすると、生き残る細胞がいる。生き残った細胞で新しく合成されたタンパク質は熱ショックタンパク質（heat shock protein：HSP）と名付けられた。その後、他のストレスでも誘導されるのでストレスタンパク質とも呼ぶようになった。B：Aの実験でのタンパク質とHSPs／ストレスタンパク質の関係。分子シャペロンとして働くHSPsは変性中間体を認識し、変性しかかったタンパク質を巻き戻す（リフォールディング）ことができる。

たちが仕事をもらえる姿勢や活動を考えて、いのちのシステムを生かす戦略を出していきたいと思います。

現在理学療法士の大学院生・跡見綾さんが、一日一〇分の着地（人間でいうと立つこと）によって、どれだけ筋の萎縮を防ぎ、細胞がもつ基本的な能力を失わせず維持できるかという研究をしています。もちろん、αB‐クリスタリンをマーカーとしてみています。遅筋がもつ大きな可塑性能力を維持することは、陸上に揚がって抗重力活動を基本に、身体や身体活動を通じて文化を生み出してきた私たち人間の健康維持、人間能力維持の大前提です。

四足動物では、遅筋はヒラメ筋くらいですが、私たち直立二足歩行を常態とするヒトでは、腓腹筋と同じ量にまで発達したヒラメ筋のみならず、脊椎《せきつい》を動かす脊柱《せきちゅう》起立筋群《きりつきんぐん》は抗重力筋へと変化しているので、おそらくヒトは、すべての動物の中でも最も遅筋が発達している動物であると思います。

1Gの地球上で活動していることで、可塑性が維持されるという素晴らしい能力の恩恵を最大限に受けることになった私たち人間は、そのことを知っているのでしょうか。

マイルドなストレス、しかも運動のようなメカニカルストレス（機械的刺激）で誘導されるのがαB‐クリスタリンであり、ストレスタンパク質です。図VI‐6に示すように、熱ストレスを急激にかけてしまうと、ストレスタンパク質を誘導するまえに細胞システムが壊れて死んでしまいます。マイルドストレスならストレスタンパク質が誘導されて、タンパク質からなる細胞を保護します（図VI‐

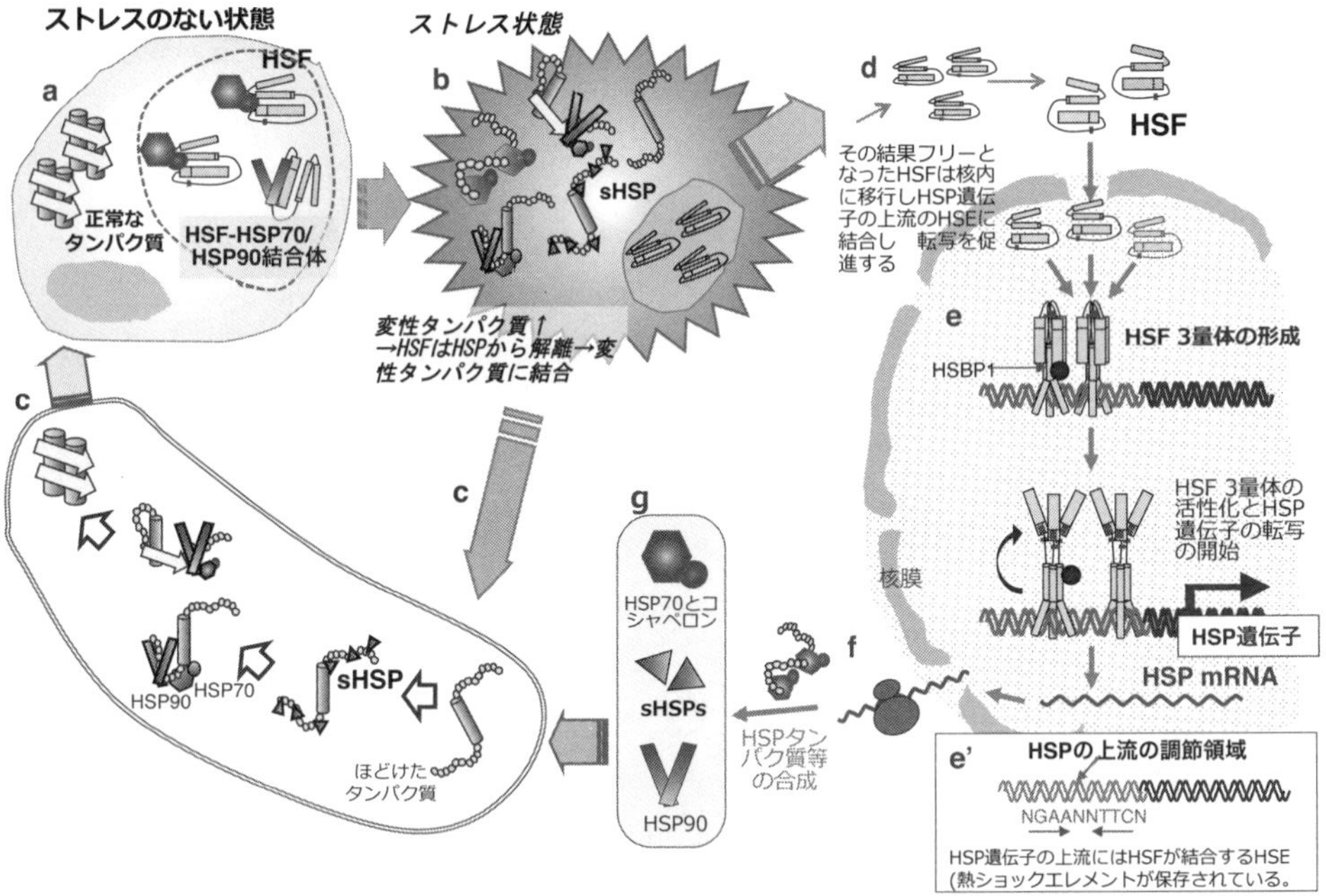


図Ⅵ-7　ストレスによる変性タンパク質の生成と HSF による HSPs の誘導メカニズム

通常ストレスのかかっていない状態では、HSPs は HSF（ヒートショック因子）などに結合し細胞質に局在している（a）。ストレスがかかり変性タンパク質が生じると HSP が結合し（b）、いくつかの HSP が共同して変性したタンパク質をリフォールディングする（sHSPs）がまず真っ先に結合する。c）。一方、HSP から離れた HSF は核に移行し（d）、3 量体で HSP 遺伝子の上流の HSE（e'）に結合し、活性化されると HSP 遺伝子の mRNA が合成される（e）。mRNA は核膜腔から細胞質に移行しタンパク質が合成される（f）。

7）。それはちょっとした私たちの姿勢や動作、そして歩行や軽いジョギングなどがストレスタンパク質を誘導します。温泉やストレスタンパク質を誘導する食事も大事です。ストレスタンパク質を誘導しない薬は悪い薬だと、水島徹さん[*4]は、その著書[*5]の中で警告を発し、新薬ではなく、すでにある薬の別の薬効開発、ドラッグリポジショニングの重要性を説いています。

図VI・7に、ストレスがかかったときのタンパク質の状態とストレスタンパク質（HSPs）と熱ショック因子の関係をまとめました。熱ショック因子は、通常ストレスがない状態では細胞質でHSPsと結合しています（a）。ストレスがかかると、HSPsは変性しかけたタンパク質への親和性が高くなり、熱ショック因子から解離し（b・d）、核膜腔を通過して核内に三量体を形成して（e）、熱ショックエレメント（HSE）の配列に結合します（e'）。その時にHSBP1の結合やリン酸化なども関与します。HSPs遺伝子のmRNAが読み出され、細胞質に出てきてタンパク質合成向上であるリボオームでタンパク質に翻訳され（f・g）、ストレスで変性しているタンパク質に結合して巻き戻しを図ります（c）。

## ストレッチで分子シャペロンがつくられる

図VI・8は、猫と犬がストレッチをやっている写真です。ストレッチ、ストレッチと叫んでおりましたら、絵はがきを送ってくれました。送ってくれたのは、只浦寛子さん[*6]という看護学部を卒業された方ですが、今は、国際医療福祉大学の教授です。この写真を見てペット栄養管理士の資格をもって

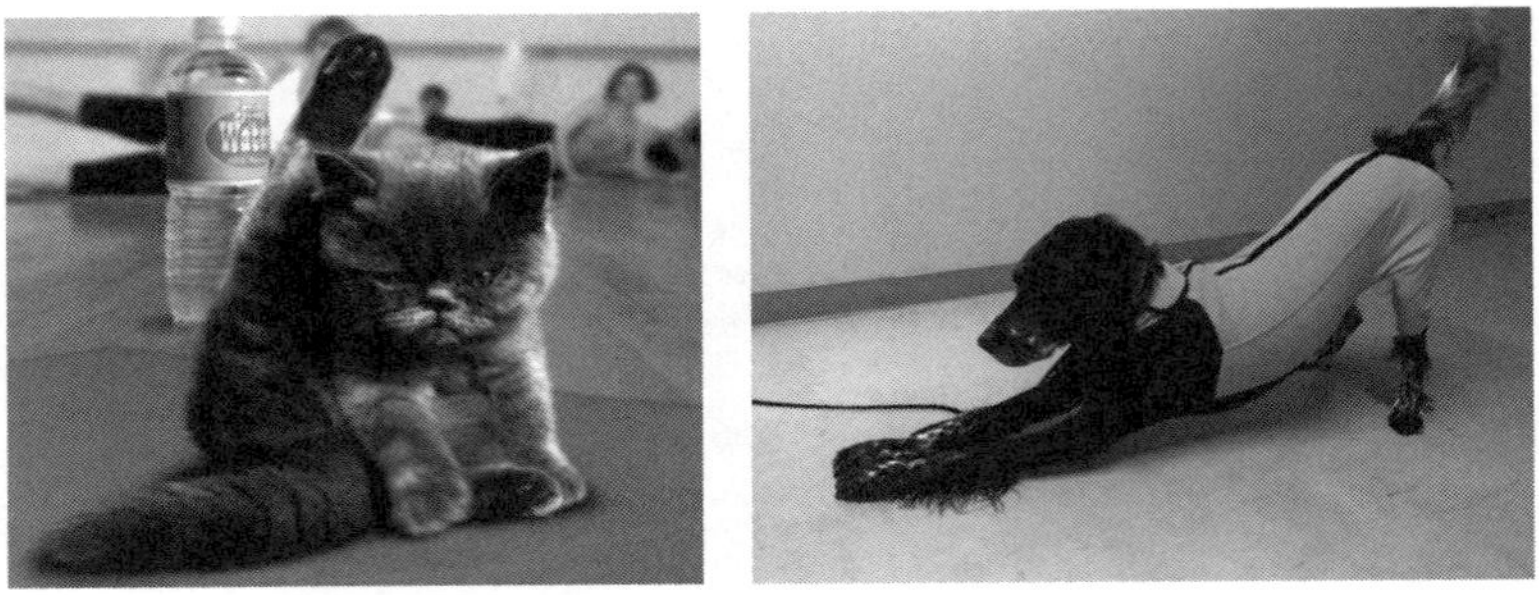

**図Ⅵ-8　猫も犬もストレッチ**

（写真提供：只浦寛子さん（左）、井上由理さん（右））

いる秘書の井上さんも、犬が実際にストレッチをする写真をもってきてくれました。

患者さんを看護するときの姿勢や触れ方などについて身体のメカニズムから考えているキネステティク[*7]という方法があり、ドイツでは臨床の現場で普及しています。只浦さんは、その方法について動作学的に研究をされて東北大学で学位をとられました。私が東京大学に在籍していたときに、患者を寝かせておくばかりだと筋が萎縮してしまうので、何か方法がないか、研究したいと言って来られた方です。人の見方が私と共通でした。ちょうどその頃、褥瘡《じょくそう》（床ずれ）について「六時間は放置しても褥瘡ができない」という動物実験をもとにした論文が出て、それをそのまま患者に適用する看護師さんが増え、「看護師が患者を診なくなった」のでどうしようかと話していたことが印象に残っています。

これまで述べてきたように、ストレッチは細胞に直接働きかける運動なのです。いつも、「ストレッチ、ストレッチ……」と言っていたので、この写真でそのことをつい思い出してしまうわけです。運動というといつも頭の中に跡見さんが出てくる、と仰る方もたくさんいます。

本当にストレッチで企業を始めた、元はＩＴ企業の部長さんだった小川清貴さんとは、東京大学で産学連携機構の方が開催のサポートをしていただいたセミナーで出会いました。様々な運動をご自分で経験されて、ゲームとの組み合わせで運動を面白くさせるソフトを開発されていました。その後、ストレッチの細胞への働きかけにヒントを得て、日常生活で使わないままになっている動きをマイルドストレッチとして行う体操を開発して現在も表参道にジムを構えて、身体を動かさない企業の社長さんがかかりやすいとされているパーキンソン氏病の個別指導もされています。今後ますます増えてゆくこの不活動時代に、なんとか科学的なエビデンスを出せる研究環境をつくって一緒に研究してゆきたいと思っています。

ストレッチも全身のストレッチの集大成ともいえるようなヨガも、床に足や腰、身体など少なくとも一部がくっついていないとできません。１Ｇの重力場だからできるのですが、あまりに当たり前のことだから誰も考えないのです。また科学の結果を、自分の身体や人間の動作などにつなげて考える方がほとんどいないのです。お医者様ですらなかなかいません。

身体には、ストレッチに耐える（応答する）構造的な基盤があるのでストレッチできることや、力を発揮するのに支点が必要なことを、多分、物理学や化学から始めて細胞生物学につなげ、さらに動く身体の論理的必然として、きちんと考えてみる場をつくらないと分からないのですね。運動の分野には、物性が入っていません。柔軟性の測定は、実は物性を測っているのですが、「やわらかければよい」で終わってしまっています。

自律的に生きている細胞たちもまた、身体の中で浮遊しているのではなく、何かにくっついて張力を発揮して応答しています。赤血球だけは、血管の内壁にくっついては困るので、核もミトコンドリアも捨てて、酸素の交換効率が上がるように表面積を広くしたかたちに進化したものが生き残ったのでしょう。

そして、ストレッチ運動を行うとなぜ良いか、はすでにご紹介したストレスタンパク質・αB‐クリスタリンが増えるからです。特別なストレッチをせずとも、人間は立っているだけで、ヒラメ筋は伸張‐収縮を繰り返しているので、立位で歩行できる間は、ストレッチの機械的刺激が律動的に常時かかっていることになり、αB‐クリスタリンの量は、最も多いのです。ストレッチストレスさまさまです。人工的にこのαB‐クリスタリンを増やしてあげた細胞は、シャーレの上で良く拡がります。ストレッチなどの刺激に応答し続ける構造をつくることは、とりもなおさず細胞内の交通網を発達させることになります。ストレスタンパク質のシャペロンを増やすと細胞は拡がり、シャペロンを減らすと細長くなってしまうし、動画にしてよく観察すると、ちゃんと基質に結合できず尺取り虫のようにぎごちない動き方で移動してしまいます。

東京農工大学には、この細胞の発揮する力に興味をもっている渡邊敏行先生がおられました。花を活けるときに使う剣山のようなものをミクロン単位の大きさと柔らかさでつくり、細胞をのせると、αB‐クリスタリンが多い細胞はちゃんと力を発揮するのですが、αB‐クリスタリンが少ない細胞は、実はちゃんとくっつくこともできず、細胞骨格も発達できずに、剣山につかまれず、落ちてしまうのです（図Ⅵ‐1）。だから皆さん、毎日、身体の中の細胞を思い出してストレッチをしましょう。

【注】

＊1　↓第Ⅲ章＊2参照〔161〕

＊2　山口大学大学院医学系研究科教授。プロテオスタシスを維持する分子機構の解明を研究。〔162〕

＊3　基本的なタンパク質の構造と働きは同じだが、アミノ酸配列が少し異なることでわずかに性質が異なるタンパク質をいう。たとえば筋肉の収縮を生み出すミオシンタンパク質は、生まれる前の胚、生後すぐ、大人でアイソタイプが異なる。また速く大きな張力を生み出す速筋型と疲労しないがゆっくりと小さな張力を生み出す遅筋型ミオシンもアイソタイプが異なる。高エネルギーリン酸化合物であるアデノシン三リン酸が結合するアミノ酸配列が異なっている。〔166〕

＊4　大学教授を経て現在LTTバイオファーマ会長。著書に、『HSPと分子シャペロン』（次掲＊5参照）、『創薬が危ない――早く・安く・安全な薬を届けるドラッグ・リポジショニングのすすめ』（講談社、二〇一五）などがある。〔175〕

＊5　水島徹『HSPと分子シャペロン――生命を守る驚異のタンパク質』講談社、二〇一二年〔175〕

＊6　国際医療福祉大学教授。保健医療学専攻　看護学分野　感覚運動看護学、リハビリテーション看護学、疫学。〔175〕

＊7　私たちは1Gの重力の下で生きているので、身体、身体の各部分には重さがある。身体はうまく動くように進化してきたので、元気なときには自分の重さを苦にすることはなく、意識に上ってこない。しかし疲れたり病気にかかったりあるいは動きが不自由になると寝返る、移動する、立つ、立ち上がる、歩くなどの動作がうまくできなくなる。「キネステティク」とは、患者が動きづらい状態になっても、身体が元々もっている動きやすい動き方を、本人が自ら動きを生み出しているかのように外部から誘導する方法及び論理をいう。ドイツやヨーロッパを中心に四〇年以上の歴史がある。〔176〕

＊〔　〕は本文の頁数

# 第Ⅶ章　身心一体科学はこうして生まれた

## ――「細胞」に「いのちある人間」を察《み》るイマジネーションとリアル

## 一　自身の細胞に思いを馳せ、解釈し、実践する

話が面白いし役に立つので本を買いたいけれど、どこで買えますか。そう何度聞かれて、何度チャレンジしたことでしょうか。八割がた書きためて、出版していない原稿が山積みになっています。それでも、この「身」を「自身の細胞たち」として心を寄せて考える「身心一体科学」の考え方はかなり気に入っていて、私一人のものにしておくのは、本当にもったいないと思っており、また周囲の皆さまにも励まされ、今回なんとか出版する運びになりました。「身心一体科学の学理」だけではなく、学理を証明する実践プログラムである卵殻膜摂取と身体技法（体操）のおかげで、目が回るように忙しい日々も生産的に過ごすことができているのです。人間システムには、正しい稼動法があるのです。あわやの所で通常歩行困難に陥りそうだった頃を考えると、「知の力、身体とともに考える力」に、今は本当に助けられています。

できるだけ多くの皆さまに読んでいただきたいと思い、お世話になってきた小宮山宏元東大総長にこの本の帯の文章をお願いしたところ、読んで納得いかないと名前を載せることはできないし、一体全体、この怪しげなタイトルは、現在の学問分野のどこに位置付くのか、絵にしてみてください、との宿題がでましたので、「身心一体科学」は副題にして、タイトルは「細胞力を高める」にしました。小宮山宏先生は、多くの挑戦的なタイトルで本を書かれています。私もそれらを買って勉強させ

ていただいていますが、一つだけ足りないことがあるのです。それは、とくに私たち女性にとっては、国家や社会の問題も、自分のこと、子どものこと、自分や後に続く子どもたちのいのちとの関係で位置づけないと、どうも本気につながらないのです。おこがましいですが、一匹狼で生きている女性たちが頼るのは、自分で腹から納得できることだけなのです。男性でもそのような方々も多くおられると思います。日本は物理学、工学が強い社会です。しかし、人間である自分の身体は、物理学と工学だけでは解けません。

難しい宿題に答えるのに半年が過ぎました。人間のような面倒な存在を相手に学問をするはずなどなかったのですが、「体育学」という分野で、体育学に本気で取り組んでおられた恩師で、ショシャール（Paul Chanchard　一九一二‐二〇〇三）の著書『人間の生物学――行動と思考の生理的基礎（*Précis de Biologie Humaine:Les Bases Organiques du Comportement et de la Pensée*, 1958）』（八杉竜一・八杉孝三訳、岩波書店、一九五八）を紹介してくださった生理学者の渡邊俊男先生[*1]は、体育学を物質から成る生命の基本・細胞から説き起こし、姿勢のあり方には精神性が重要とみていました。現在、細胞と人間の両システムをつなげる努力をしている私たちの研究室でも、正しい姿勢を保持するにはその本人の意志が必要である、と理解しています。

科学、とくに人間を対象とした科学には、必ず納得行く「解釈」が必要です。解釈学という学問があることを教えてくれたのは、東京大学教養学部で何度か語り合った故・北川東子先生でした。北川先生のハイデッカーの授業の学生であり、かつ私のバドミントンの授業の学生だった伊東乾先生（現在東京大学情報学環准教授）と三人でこの身心一体科学の原型でしょうか、Komaba AKORD の設立の夢を語り合いました。身体・心・言葉（論理）のトライアングルを統合する場とする教育・研究の場を駒場に創る夢です。なぜ駒場かというと、文理を問わず教養豊かな学生たちがそのまま育つ環境を駒場につくることで、日本の教養にもつなぎたかったのです。

私の学問は、お茶の水女子大で触発され、東京大学のゼミナールで太極拳の先生や若い助手や学生たちと共に育ててきたものです。そして現在は東京農工大学で、化学から始まる生命現象につなげた「身心一体科学」として発展させているところです。

## 二　人間の意志、自発性を生み出す科学

持続可能な社会を実現するために、また本能と反射で生きる他の動物と異なる生き方を追求してきた私たち人間が、希望ある未来を構築してゆくためには「人間が人間である自分自身を知る」必要があります。しかし、現時点において、「人間」そのものは、人文社会的な科学の対象とされてはいますが、いわゆる〝理系の科学〟の対象とされていません。対象とされているのは、人間の「部分」を切り取ったものを、医学として、（動く身体ぬきの）心理学や脳科学として、特化したスポーツ競技選手の競技力アップのためのスポーツ科学として、あるいはマスとしての疫学、集団社会学などで、こ

れら個々の分野での研究の対象とされているにすぎません。かけがえのない命を生きる一人ひとりの人間の科学は、医師が個別の患者に対して個別に行う治療のように行われるべきですが、これは学術の対象となっていません。個々人が構成的な内なるシステムに働きかけてゆくことで本来構成的ないのちの両システムの創発的活動を引き出すには、分析した要素がもつ構成的な枠組を学問として提示する必要があり、それには、様々な異なる分野からこの本質解明に興味をもった専門家が集まり議論してゆくことが必要です。

「身心一体科学」を副題に配したこの本の出版に辿り着くまで、私が関わってきた教育や研究会について少しご紹介したいと思います。

**分析的学問　vs　構成的学問**

| 分析的学問 | | 構成的学問 |
|---|---|---|
| **学問体系** | | |
| 要素還元 | ⇔ | 相互関係 |
| 局在論 | ⇔ | 全体論 |
| 単純系 | ⇔ | 複雑系 |
| 決定論 | ⇔ | 創発 |
| 外部観測 | ⇔ | 内部観測 |
| **論理体系** | | |
| 完全論理体系 | ⇔ | 不完全論理体系 |
| 無矛盾 | ⇔ | 容矛盾 |
| 完全平衡 | ⇔ | 容非平衡 |
| 客観的 | ⇔ | 主観的 |
| 反証可能性 | ⇔ | 納得性 |
| 学術論文 | ⇔ | 物語 |
| **研究方法論** | | |
| 分析的研究手法 | ⇔ | 構成的研究手法 |
| 視点の固定 | ⇔ | 視点の多様化 |
| 現象解明 | ⇔ | 現象構成 |
| 無目的論的 | ⇔ | 目的論的 |
| 静的 | ⇔ | 動的 |
| 因果 | ⇔ | インタラクション |
| 閉鎖系 | ⇔ | 開放系 |
| 孤立 | ⇔ | 共創 |
| 線形 | ⇔ | 非線形 |

**図Ⅶ-１　分析的学問と構成的学問**

（内藤、2005）

## 「身体の学」

当時産業技術総合研究所（産総研）に勤務されていた内藤耕さん（現、サービス産業革新推進機構）のセミナーを聞いたのは、東京大学の工学部の教育工学の先生のお部屋でした。商品開発と市場で売れるまでの間に「死の谷」があるなど始めて聞くことばかりでしたが、工学に疎かった私の琴線にひっかかったのは、「構成的学問」（図Ⅶ‐1）です。ＡＩ学会を本拠地とする方々が集まる「構成の学」という研究会に誘われて出席していましたが、言葉と数式で、リアリティーがないので、少し「リアル」そのものの「身体」をコアにする研究会を作る話をしているうちにそれが実現し、約一年弱続き、二〇〇六年二月一一日に「二一世紀への戦略：〝動いてこそ〟の身体から始まる、健康で豊かに生存する（いきる）ための知識「身体《からだ》の学」シンポジウムを開催しました。

## 「自発性研究会」

「運動が育てる最も重要なものを一つだけあげてください」と、若い体育の研究者に問われ、「うーん」一〇秒ほど考えて、私の口をついて出た言葉は「それは、自発性です」。ネットで「自発性」「揺らぎ」という二つのキーワードを入れてでてきたのは大沢文夫先生（名古屋大学・大阪大学・名誉教授）のゾウリムシの研究でした。

「自発性の発現・物質プロセス研究会」（自発性研究会）が開催したシンポジウム「自発性は物質の相互作用の中で生まれる⁉～こころが体に生まれるしくみを考える～」（図Ⅶ‐2：二〇〇九年東京大学、山上会議所）の広報の記録が二〇〇九年のSportsMedicine（編集長・清家輝文さんが半世紀近く続けているスポーツ、身体運動関連の広い情報を掲載し続けているサイト：http://msm08.blog96.fc2.com/blog-entry-797.html 二〇一八年四月一三日アクセス）でみることができます。幸運にもこの時のシンポジウ

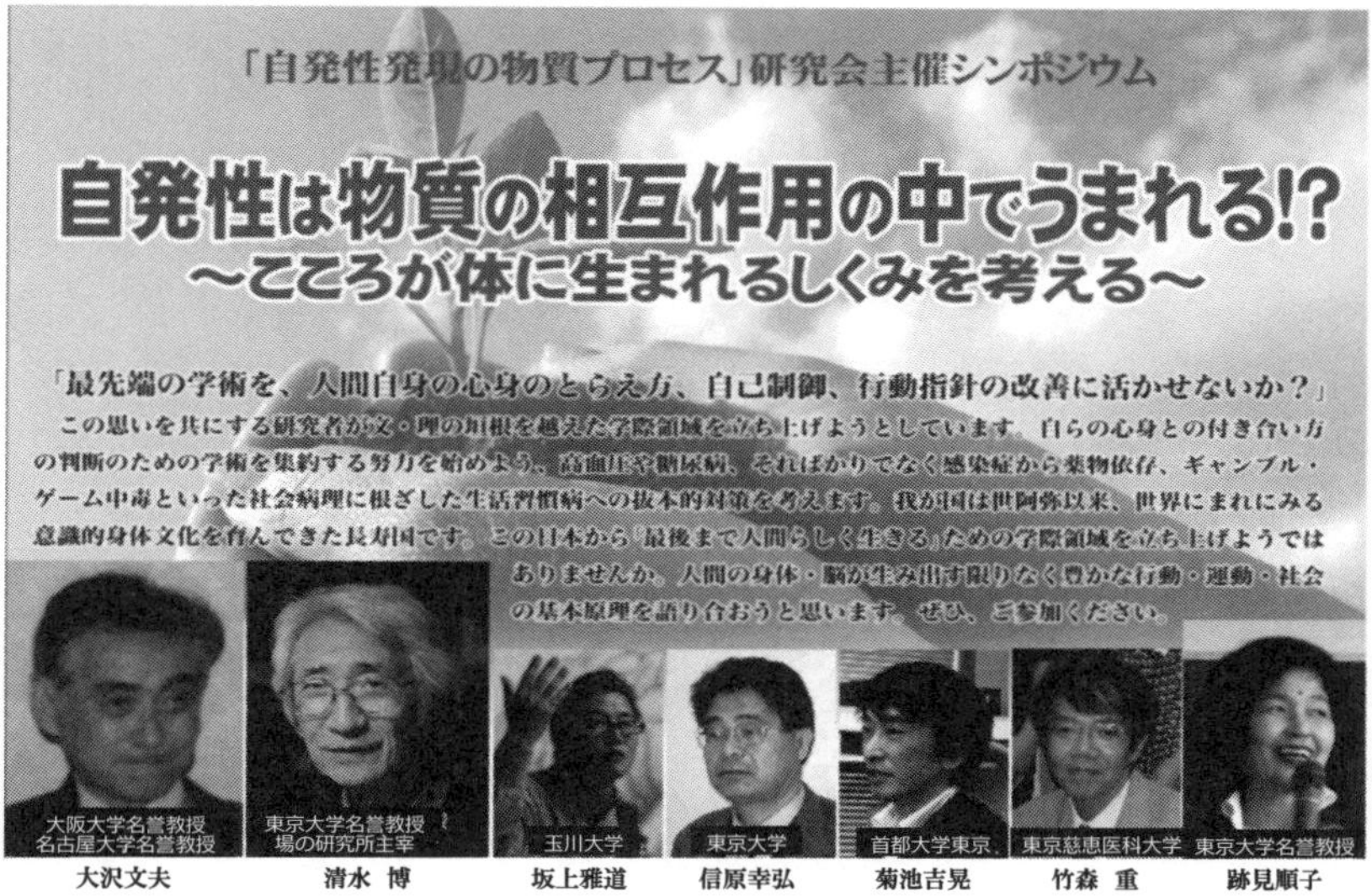
「自発性発現の物質プロセス」研究会主催シンポジウム
自発性は物質の相互作用の中でうまれる!?
〜こころが体に生まれるしくみを考える〜
「最先端の学術を、人間自身の心身のとらえ方、自己制御、行動指針の改善に活かせないか？」
この思いを共にする研究者が文・理の垣根を越えた学際領域を立ち上げようとしています。自らの心身との付き合い方の判断のための学術を集約する努力を始めよう。高血圧や糖尿病、そればかりでなく感染症から薬物依存、ギャンブル・ゲーム中毒といった社会病理に根ざした生活習慣病への抜本的対策を考えます。我が国は世阿弥以来、世界にまれにみる意識的身体文化を育んできた長寿国です。この日本から「最後まで人間らしく生きる」ための学際領域を立ち上げようではありませんか。人間の身体・脳が生み出す限りなく豊かな行動・運動・社会の基本原理を語り合おうと思います。ぜひ、ご参加ください。
大阪大学名誉教授
名古屋大学名誉教授
大沢文夫
東京大学名誉教授
場の研究所主宰
清水 博
玉川大学
坂上雅道
東京大学
信原幸弘
首都大学東京
菊池吉晃
東京慈恵医科大学
竹森 重
東京大学名誉教授
跡見順子

**図Ⅶ-2 「自発性発現の物質プロセス研究会」シンポジウムのポスター**

2009年に大沢文夫先生、清水博先生にも参加していただき開催した。

ムには、名古屋から東京に出てこられる日程が一致して大沢文夫先生が参加、分子シャペロンも著書に含めておられた「場の理論」で有名な清水博先生（東京大学名誉教授、筋のタンパク質・アクチンの研究者）、「名取の階段」に魅せられた筋肉学者の竹森重先生（東京慈恵会医科大学）、身体とつながった良い自発性があるにちがいないと考えておられる脳科学者の菊池吉晃先生（首都大学東京）、科学哲学の信原幸弘先生（東京大学）、そして現在もお世話になっている細胞が発揮する力を測る努力をされていた渡辺敏行先生に私です。「最先端の学術を、人間自身の心身のとらえ方、自己制御、行動指針の改善に活かせないか？」と考えたのです。

大沢文夫先生からは、「ゾウリムシに『自由意志』はあるのか、『アクチン』線維に柔らかさがあるのだ、それらは日本語でしか表現できない日本の科学のこころである」とのお話しをいただきました。実際、その後お弟子さんの柳田敏雄先生（大阪大学～理研）は、筋肉の収縮の素単位が実は水の揺らぎを利用していること、私たちの脳の活動も原理は同じであることを示されています。揺らぎを利用できるのは、水系の中で機能するタンパク質の構造にあるし、遅筋ではその活動にもおそらく分子シャペロンが必要であることを付け加えておきたいと思います。

その後、二〇一〇年と二〇一一年には、日本生物物理学会で吉川研一先生（京都大学～同志社大学）や赤坂一之先生（近畿大学～京都府立大学）にもご協力いただき、シンポジウムを開催しました。文部科学省の「新学術領域研究」という大型予算を獲得すべく、いまでも一緒に活動しています。

この思いをともにする研究者が、文・理の垣根を越えた学際領域を立ち上げようとしています。自らの心身との付き合い方は個人の主体的判断に任されますが、その判断のための学術を集約する努力を始めよう、というのがこの学術領域の趣旨です。

iPS細胞や遺伝子による治療が、人間の運命を書き換える期待を集めています。これと並行して、日常的な生活の中で自らの心身とどのように付き合っていくか、という生活習慣にも強い関心が寄せられています。これは人類を今なお悩ませる多くの疾病が、遺伝的素因だけでなく、生活習慣から発症してくるからです。ここに言う疾病は、高血圧や糖尿病といったいわゆる生活習慣病ばかりでなく、感染症から薬物依存、ギャンブル・ゲーム中毒といった、社会病理に根ざした現象までも含みます。刹那的満足に走るか、地道な努力を積み上げるかも、まさに生活習慣の違いと言えるからです．

そもそも生活習慣は、生命体である人間自身の心身との付き合い方の問題です。文・哲・宗教学は、この心身との付き合い方に常に正面から向き合ってきました。社会・法・経済学は、そうした人間たちが織りなす社会活動の中に人間自身を見てきました。自然科学は人間の心身能力を拡張する理知的道具を生成しながら、その拡張された能力が人類を破滅に向かわせる恐れすらあります。これを繁栄に向かわせることを私たちは希求しています。なかでも生命理化学・脳科学・ロボット科学は、ヒト身体の生命科学的基盤・運動特性、脳の物質特性・稼働特性に注目しながら、目覚ましい発展を遂げています。このように、各学術領域が発展・成熟してきているのに、その成果を人間の心身のとらえ方に活かす道筋を、真摯に開拓する組織的活動がいまだに本格始動していないことが、一種の過飽和状態を作っていると捉えます。人間の心身のとらえ方を中心に据えた新しい学際領域が、この過飽和状態に蔵された学術エネルギーを結晶させる種になるはずです。

東京帝国大学医学部の生理学出身の橋田邦彦先生（一八八二〜一九四五、東京帝大〜文部大臣）は、医者は身体をトータルに診るべきであること、そしてそのことについて「全機性」ということばで、表現しています。道元の「正法眼蔵」にでてくる仏教での捉え方と人をも対象にした電気生理学的実験のデータを解釈すると、良くマッチングしていることが分かります。すべて〝私〟を対象として筋電図や心電図、精神電流現象や脳波などの生体電気現象を解析しつつ、統合的に理解する努力をしていましたので、人間の見方に共通な面を多く感じます。私たち研究者も時代を生きていますので、生まれ育った場とともに時代の見方が脳に浸透します。これまで出会いがあった方々の時代的背景を考えながら、身心一如・身心を一体化するという言葉を、どこまで普遍的な科学で捉え表現してゆくことが可能かを考えていきたい、と思っています。実験や研究の成果が時代に拘束されることがあるのと同様に、私たち人間が行う科学についても、いつも俯瞰することが大事でしょう。

生理学の本に書かれた渡邊俊男先生（お茶の水女子大学時代の恩師）の生年を知らなかったのですが、一九一四年生まれで私より三〇歳も年上であることを知ってびっくりしました。東京大学の医学部生理学から教育学部体育科に移られた猪飼道夫先生がほぼ同年の一九一三年、自由意志にこだわった大沢文夫先生は一九二二年、松澤大樹先生（東北大学名誉教授、医師）は一九二六年、清水博先生一九三二年、松澤大樹先生にご紹介を受けた國井利泰先生（東京大学名誉教授）が一九三八年です。ワトソン・クリックの二重らせんの発見以前には、物質や細胞から人間が生きていること・生きることに多くの研究者が必死で取り組もうとしていたことが分かります。この時代が育んだ人間の生物学創成の意志を継ぐ必要性があります。

自分自身を科学するという視点を大事にしながら、私たちに必要不可欠な生身の身体をもつ人間について、原点に戻り、〝自ら進んで積極的に生きる〟生物学的な本質性を引き出すのが自発性です。自発性は、私たち「いのち」の本質です。一九八七年にH・R・マトゥラーナとF・J・ヴァレラが著した『オートポイエーシス――生命システムとはなにか（*Autopoiesis and Cognition : the Realization of the Living*, 1978)』（河本英夫訳、国文社、一九九一）の概念・考え方と合致します。その自発性を引き出しながら、身体も調子よくなる体操が単なる腰痛体操ではなく、身心を一体化しこれを促進する体操になる点に注目してゆく必要があると考えています。この身心一体科学を、課題先進国のフロントリーダーを育て、「動く日本」に方向転換し、超高齢化社会をなんとか人間らしく生きる世界に変えてゆくための基盤学理にしたいと思いますが、読者の皆さんはどうお考えでしょうか。現状の日本における、科学研究での問題点を挙げてみたいと思います。

小さい頃から、自分も含む人間存在を科学として位置づけて捉える眼、自分を見る目を育ててゆくことが必要です。一見関係のなさそうなことも、自立して生き抜くことを基本にすれば、なんとかして関係をみつけようとするでしょう。自身の身心を自身で生かす努力をしてゆくことが必要です。知識のみならず、毎日歯を磨くように、自分の身体に向けて活性化する刺激を入れてゆく、その必然性を理解すること、理解させる教育が必要です。身体ぬきに何事もすすみません。私たちの細胞も脳も「開放系」で、新しい知識を受け入れて自己変革してゆくことができるシステムですが、本人が「拒否」してしまうと、身体は取り残され、細胞は空しくアポトーシスの道を歩むことになります。

## 三　日本の科学研究領域に「身体」を取り戻そう

二〇一六年、日本の科学研究を支える日本学術振興会は、科学研究費（科研費）申請の枠組を抜本的に改革することになりました。その際に、学問の枠組とその内容を端的に表すキーワードの改定案が示されました。そこでは「体育」という言葉は、消失しており、さらに「身体教育」という言葉も消えてしまっていました。

さらに、その「身体」を含むキーワードが、改革案では総数二四五五中「身体障害」「身体教育」「身体システム」の三つしかありません。人間は、動く生き物「動物」の仲間であり、運動するように創られているにもかかわらず、その「運動」というキーワードは、「社会運動」（社会学）と「運動異常」（ブレインサイエンスおよびその関連分野）の二カ所のみであり、身体も運動も科研費の世界ではその本質を問う位置づけとなっていません。そして身体と運動が関係している事象はすべて、「スポーツ」に取って代わりました。スポーツに学をつけても、三七億年の歴史をもついのちにはつながりません。

また、これまで細目名の一つであった身体教育学は、「健康科学及びその関連分野」の中の、「健康教育および健康科学関連」の分類枠の一キーワードに格下げされてしまいました。一〇〇〇件にも上るパブリックコメントが送られて、かろうじて位置を保ったのですが、体育学、スポーツ、ともに世界での歴史、日本での歴史がありますが、専門家でも分野が違えば見方が異なります。さらに身体は、子どもや若者も、ほとんど自動的なマシーンのようなものなので、元気なうちは研究の対象として見えてこないのです。半世紀前までは、平均寿命が約六〇歳で、年をとるのは自然現象であり、年寄りは腰が曲がっているのが当たり前でした。しかしこの半世紀で寿命が一・五倍に延びたのです。加齢医科学（Geroscience）という研究分野が誕生しましたが、その中でも「運動」が位置づけられていないのです。

普通に生きている人間の良い状態を維持するのは、もちろん薬ではなく、動物の特徴である運動と栄養／食物摂取が二本柱となります。それゆえ、人類社会学で定義する人間だけでなく、生物としての人間の科学が必須です。植物は自立栄養なので、食べ物を探しに動く必要がないため、脳は存在しません。でも動物そして人間は違います。自分の意志を実現する脳を持っているのです。

本当のイノベーションは、一人ひとりの個性ある身体との必死でのつきあいが生み出すものです。他の動物も「いのちのシステム」は素晴らしいものですが、人間は動物であるのに他の動物とは別次元ともいえる脳と心を生み出しました。三七兆個の細胞の一つひとつが生きているのです。脳を使って自分の意志ですべての細胞に適した働きかけをすれば、応答するようにできています。

脳も素晴らしいのです。東京芸術大学の学長が、「脳は、身体的な拘束から自由になり、どこにでも、異次元にでも、想像すれば好きなところにつれていってくれるから自由だ」と言ったそうです。きっとゲームに夢中になっているひとたちも、ゲームの架空の世界に飛んでいって戦争をしたり、敵をやっつけたりしていることでしょう。

しかし、本当に脳だけ異次元に飛んでいって身体を置き去りにすると、必ずしっぺ返しを受けることになります。偉大なる芸術家は、人々のある側面を癒やしたり励ましたりして、科学よりもはるかに好まれることもあります。「いのちの歴史」をくみ取って生かす芸術は、多くの人々に感動を生むにちがいありません。ITやCGを使ったミクロの決死圏に感動するだけでなく、その素晴らしさを一生の人生のなかでどういかし、自分に、世の中にどう還元するか——一人ひとりが自ら動く様になること、その科学と研究分野の創成が必要です。

スポーツ科学とは別に、日常を生きる人間を人間が知ること、研究の面白さだけではなく、一人の人間につなげる努力を、皆がするようになる世界が必要です。「身心一体科学」研究で最も重要な鍵となる「いのち」、その源泉である「身体」を理解し、働きかけ方を編み出し、成長の各段階で教育プログラムの中に組み入れてゆくことが重要です。

## 教育における「体育」

「全機性」を提唱した橋田邦彦先生の足跡について研究した勝井恵子さんの論文「橋田邦彦研究——ある『葬られた思想家』の生涯と思想——」（日本医史学雑誌、二〇一〇、五六（四）五二七-五三八）によると、文部省（当時）に「体育局」が作られたのは、橋田邦彦先生が文部大臣になってのことのようです（一九四〇年）。橋田先生に関するもう一冊は、『葬られた文部大臣橋田邦彦——戦前・戦中の隠されてきた真実』（高橋琢磨、WAVE出版、二〇一七）です。「科学する心」を初めて提唱した方ですし、私の恩師・渡邊俊男先生も大きな影響を受けているに違いないと思うと、今後、橋田先生の学問と身心一体科学との類似点や相違点などを少しずつでも研究してゆかねばならない、と思っています。たまたまみつけたこの本を国際武道学会会長の百鬼《なきり》史訓先生（東京農工大学名誉教授）に紹介したところ、橋田先生の一番弟子の杉靖三郎先生のお弟子さんであることが分かりました。百鬼先生には東京農工大学退任のお祝いの会で初めてお目にかかりました。名取禮二の「名取の階段」、そして渡辺俊男『生きていることの生理学』（杏林書院、一九八八）、橋田邦彦『科學する心』（亜細亜出版社、一九四〇）等の心底にあるのは、身体のメカニズム解明に加えて、「教育」するという立ち位置に己が立つことの必然性が与えられたときに問われる、論《ソフィア》と実践《フロネシス》を融合させる自身の生き方です。有言実行を示さなければ教育になりません。この本ではほとんどご紹介できませんが、H・R・マトゥラーナ、F・J・ヴァレラ『オートポイエーシス——生命システムとはなにか』（国文社、一九九一）、フランシスコ・ヴァレラ、エヴァン・トンプソン、エレノア・ロシュ（田中靖夫訳）『身体化された心——仏教思想からのエナクティブ・アプローチ』（工作舎、二〇〇一）にも、教育の視点の重要性が描かれています。そして実際に身体を「自分で制御しながら（反射を使わず）ゆっくりと動かす太極拳」や能のような〝ふらついてはならない〟動作や、座禅のように長時間にわたり半身を立て続けなければならないという「身体を設営する場」が、身心の一体化・身心の統合回路をつくる学習の場となります。実は、私たちの身体の中の赤血球以外の細胞たちは、私たちのこのような教育的な行為に対応して組織の一員となるように分化し組織を維持し続けているわけです。活動依存性に生きるとは、その組織がもつ機能を発揮する身体への欲求を、その身体の持ち主が与え続けること――それが細胞たちとともに生きることといえるでしょう。

「いのち」の原理を解明する心をもちながら、一人の社会的な人間として生きるには、どのように整合性をもって統合してゆくかですが、人間は、自身の身体にも、社会にも「不断の努力」の必要性を理解し、本質に届くような行動の基本条件をみつけなければなりません。つまり、「自身に問いかけ続ける存在として生まれた」ともいえますので、全員が自らの身体を、自ら科学する必然性があるといえます。

現在、「体育」という言葉を「スポーツ」にすべて入れ替える動きがありますが、体育もスポーツも、人々の多様な考えの中で生まれた言葉なので、人間の多様性の意味を考える学問分野として両方を残すべきでしょう。動物も植物も生存する場で生き残り戦術を変えます。イギリスで生まれたスポーツも、場の大きさがルールを生み出すことになりました（フットボールから現行のようなサッカーが生まれたのは大学の敷地面積の制限があったからなど）。私たちの自由で多様な動きを生み出せる、直立二足歩行で獲得してきた身体にも、動きのルールがあるはずです。姿勢に精神性をみた渡邊俊男先生の慧眼に敬意を表するとともに、「姿勢」の言葉を生んだアジアの身体文化を通じて、「科学するこころ」がアジアに広まること、そして世界に広まることが、「人間」を見失いつつある現代社会変革の起点となることを願います。

身心一体科学は、これらをも包含する人間システムの基本原理によって、体育学・スポーツ科学の橋渡しや、文系理系の橋渡し、さらには、ソフィアとフロネシスの橋渡しをしたいと思っています。

オリンピックの歴史は古く紀元前九世紀頃とのことですが、クーベルタン男爵が提唱した近代オリンピック第一回大会は、一八九六年に開催されています。その一六年後、一九一二年ストックホルム大会に日本は初めて参加しています。アジアからの初参加を託された選手団団長、講道館柔道の嘉納治五郎先生は、そのために日本体育協会を作られたようです。運動が「道」となる日本の民族性は、「いのちの本質」からの身心一体科学とリンクさせることが必要です。身心一体科学は、今後も時代を超える人間原理と行動を育成してゆくことができるのかを考えてゆかなければなりません。

## 二〇一六東京体育学会

このように観てきますと、「体育」の本質性がお分かりいただけると思います。私が、女性理事の比率を上げる試みのおかげで、役員を務めることになった日本体育学会も、その研究範囲は哲学・社会学・心理学・経営管理学・教育方法論・保健学などの人文社会学的な研究から、実験結果に基づいた研究が主になる運動生理学・バイオメカニクスなどまで多岐に亘り、研究もこの半世紀でそれぞれの専門分野においては大きく発展してきました。しかし、研究発表のみならず、文系と理系の分野はシンポジウムも別に開催するので、トータルな人間を描き出すことができずにきた感があります。私の問題意識を組んでくれた東京体育学会会長（二〇一七年から日本体育学会会長）の深代千之先生企画の研究会で、「体育学とは何か～まだ道半ば～」というタイトルで体育学への期待をこめた思いを語らせていただきました（二〇一六年）。

## 二〇一七日本スポーツ体育健康科学学術連合シンポジウム

そして二〇一七年九月、中京大学の來田享子先生にコーディネーターになっていただいて、静岡で開催した日本スポーツ体育健康科学学術連合第二回大会において、「自己と他者を尊重する体育・スポーツを問うために～細胞から社会までを一貫する学際的基盤～」という企画シンポジウムを開催することができました。少し長いですが、〈開催趣旨〉を引用したいと思います。

＊＊＊＊＊

細胞生命科学や脳科学は、従来の体育学・スポーツ科学・健康科学とは距離があると考えられてきた。本シンポジウムでは、近年、急速に進展している細胞生命科学や脳科学を体育学・スポーツ科学が包含することによって、自ら実践する身体活動と社会システムを連続的に捉えるための「科学の基盤」の見直しを図る。体育学・スポーツ科学では、主として人文・社会科学的な分野がアプローチする「社会的な意味を付与された」身体と、主として自然科学的な分野がアプローチする「細胞レベルからの構成体」としての身体の両面を取り扱う。この両面からのアプローチとは、いわば「いのち／生きること」そのものと向き合うことを意味する。この体育学・スポーツ科学・健康科学が教育において活かされる際には、単に学問的成果としての知識を習得するだけでなく、知識が日々の身体的実践に結びつくことが目的となる。そのために、様々な研究方法論によって細分化された体育学・スポーツ科学・健康科学は、教育場面で再統合されることを求められる。しかし、体育学・スポーツ科学・健康科学では、同一テーマについて複数の専門領域が語り合う場をつくることはできても、再統合のために必要なパラダイムを見出すことは、難しいとされてきた。一方、細胞生命科学の世界では、ヒトなどの多細胞動物が機構的に進める物質的プロセスを「適応変化」として捉えてきた。個々には自律的自発的に生きる単位である「細胞」が、相互に影響することによって、個々の細胞そのものの本質的な変化が強制されるのではなく、機構として変化する有様が「適応変化」である。この考え方は、実は人文・社会科学的な分野が対象とする社会的なレベルでは、体育やスポーツを通じての「自己実現」「自己と他者の尊重」という文脈で語られてきたのではないだろうか。

そこで、本シンポジウムでは、教育に活かされる学問として体育学・スポーツ科学・健康科学が再統合される際のパラダイムの一つとして「身体の適応変化」に着目したい。細胞の集合体としての物質的な身体から社会までを一貫して捉えるためには、どのような学際的視点があり得るのだろうか。この疑問について、「身体の適応変化」を手がかりにしながら、様々な専門領域も含めて議論する場を提供したい。

生命の本質である運動を人間に取り戻すには自己の再発見が鍵となる。このシンポジウムにおいて問い直そうとする「科学の基盤」は、従来の体育学・スポーツ科学・健康科学の枠を超えた新たな領域の生成に結びつく可能性をはらんでいるのではないか。

＊＊＊＊＊

これで身心一体科学学術領域に向けて、新たな一歩を踏み出せたと思っています。ご登壇いただいた首都大学東京・菊池吉晃先生（「脳」は「身体」の枠組みを超えるか～「自己性」の観点から～）、東京大学名誉教授・大築立志先生（運動生理学からみた体育・スポーツの意味と意義）、横浜国立大学・海老原修先生（トップアスリートに表象するスポーツの喜び～規律化した身体からの解放～）、最後に私が「日々活動に応じてつくりかえてくれる細胞から俯瞰する身体～いのちを知り生かす身心一体科学」と題してお話しました。コメンテイターの早稲田大学・寒川恒夫先生もありがとうございました。

## 四 「人間の生物学」は半世紀前にWHOの健康戦略にもなっていた

何度も引き合いにだしてきた『人間の生物学』（日本版）の出版は、一九五九年です。世界保健機構（WHO）のサイトには、図Ⅶ‐3の『人間の生物学』が組み入れられた健康科学のマトリクスが、

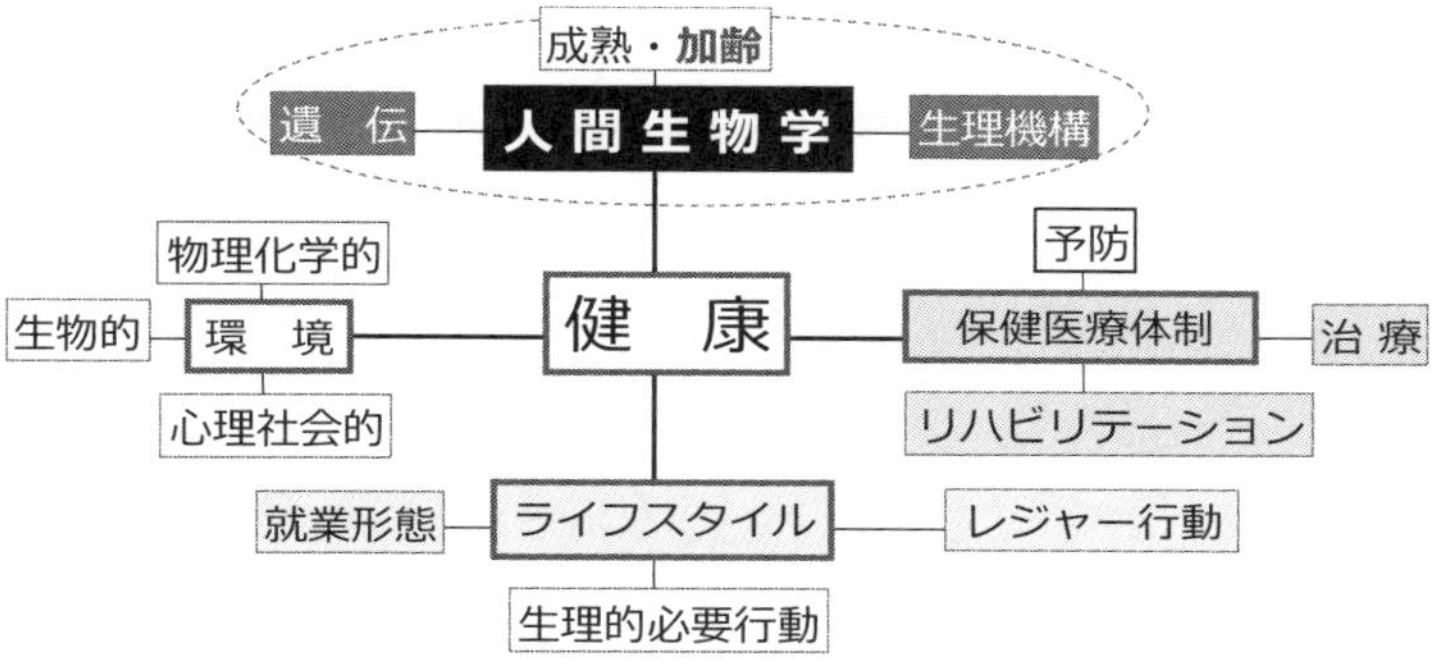


**図Ⅶ-3　半世紀前の健康の成り立ち**

（ラロンド・ディーパー・江口、1974）
ラロンド・ディーパー・江口は、1974年健康には4つの側面があることを提唱した。①ホスト側の人間の問題として大きく生物学的側面（生老病死・遺伝的側面）、②日常の生理的欲求を満たすためのライフスタイル、③環境的側面として人間を取り巻く地球物理化学的環境、④保健医療体制。この時代には「人間の生物学」が提起されていた。

一九七四年に掲載されていました。同じ頃に「運動不足症」という言葉もありました。たとえばハンス・クラウス／ヴィルヘルム・ラープ『運動不足病・運動不足に起因する病気とその予防』（ベースボール・マガジン社、一九七七）や、私も原稿をかかせていただいた『誤解されている「…健康法」――正しい理解と合理的鍛錬』（宮下充正編著、日本書籍、一九七九）にも紹介しています。DNA二重らせん構造の発見は一九五三年ですが、発見されても、その概念が公衆衛生の現場にまででてくるのには二〇年以上かかっていることを示していることになります。その後は「人間の生物学」の語彙は消えます。分子生物学が急進展し、運動不足という曖昧な言葉は消え、糖脂質代謝の異常や心循環系の異常との関係から研究が進むと同時に、その関連からの運動の意義が認識され運動生理学の領域も多岐に亘るようになります。大きく分けると、繰り返し行うことで身体の適応変化を期待するトレーニング科学と、人間の動作やスキルを解析する神経生理学的研究に分かれており、研究論文は欧米に追随するほど成長しています。しかし、この研究分野の専門化と科学の成果が、そのまま人々の健康や人間をトータルに引き受けざるを得ない「体育」教育に繋がるのか、が問題となります。これは、身体周辺の学問領域に限ったことではなく、生命科学全般に見られる現象です。

文理の両面をもつ人間を、統合的に捉えようとしていた体育学も、ほぼ消滅に近い状態となっている現状があります。前述の日本スポーツ体育健康科学学術連合でのシンポジウムを契機に、他の分野とも連携し、日本のみならず人類初の世界的な超高齢化社会を、円熟した人間の世界にするためにも、この身心一体科学を、まずは日本で発信できるような研究と育成システムにすることが吃緊の課題です。

## 五 理工学の中の身心一体科学
### ──「細胞が生きる身体」から俯瞰する視点を

「身心一体科学」は、どのような専門領域の科学でしょうか。それは、動物としての人間を、社会性も含めてまるごと「Organism as a whole」として構成的に取り扱う（あえて別の表現をすれば）人間生命科学ですが、現在の生命科学といえば、遺伝子か解析が中心の分析科学が主であるので、誤解を避けるため「身心一体科学」という語を使うことにしました。従来の科学と同じ用語を共有するため、その狭められてしまった「ことば」を、広く再定義する必要があるのですが、残念ながら、現在の学問体系には、身心一体科学を受容できる環境が整っていません。推進するうえで障壁となっている事象について述べてみることで、身心一体科学の立ち位置を改めて明らかにしていきます。

## 生命

生命とは、きわめて狭い範囲の物理的・化学的条件の幅のなかでの水媒体がもつ特性が生み出す内部環境（WET）における、物質の（物理的・化学的）相互作用で生まれる、刺激（外乱／ストレス）への自律的な応答システムです。これは身心一体科学的な私の解釈です。「生命とは何か」を定義することなしに進んでしまったのが、生命科学である、とも言えます。多細胞動物は、細胞と個体の二つの制御系を移動戦略に合わせて最適化しながら自分の身体を進化させてきました。それゆえ、ヒトを含む動物の移動は、ほぼ最適化された時系列変化に裏打ちされた反射で生成され、身体の形はそれぞれが生存する環境の中で最適化されてきたのです。これまでの生物学・生命科学は、反射という事象を切り取り、そのメカニズム解明を目的としてきました。身心一体科学では、生命が持続するための生命メカニズム解明を追求します。

東日本大震災後、男女共同参画学協会連絡会から「今こそ、科学・技術分野に多様性を―男女共同参画の加速に向けての要望―」という要望書を出しました（二〇一二年三月）。一つだけ、入れるべきキーワード、それは「いのちある人間」でした。原子力発電と生命は果たして相容れることができるのかを考える科学基盤に、まずは、いのちの存在そのものの人間をどれだけ物理学・化学の研究者が理解しているのか、それが問題です。

## 人間という生命体の特殊性

一方、この中でヒトは、他の動物と異なる「人間」集団を生み出してきました。動物の中で唯一、抽象化、対象化が可能で、かつ俯瞰することができる脳を生み出したのは、話すだけでなく、言葉を記号化した文字として表記し、記録として残し、反芻したり、相手や子孫に伝えたりすることが可能な記録方法を生み出したことが、大きく貢献していると考えられます。自己も含めて存在の理《ことわり》を求める俯瞰する脳（心）を生み出し、言葉がもつ論理軸から人文社会学を、モノゴトを動かしている理《ことわり》を突き止める方法として自然科学（化学・物理学・数学・生物学など）を発展させてきました。この人間の大きな知の遺産の中に、その知を支えてきた暗黙知・実践知はどれだけ見てとれるのでしょうか。様々な身体の絵画はあるものの、その身体性の形の意味をとらえる学問として総合的に位置づけない限り、ただの造形物でしかありません。自己をも含めた存在物や存在物の関係性などを、生命を生んだこの地球環境の理《ことわり》の中にはめ込んで理解する学問が必要です。

## 理工学と身心一体科学教育――社会に生きる人間が自分を知ること

その日本再生、地球再生の理工学が描く科学技術物語にもう一つ入れてほしいキーワードが、「いのちある人間」の科学――「身心一体科学」です。

日本では生物学の中に、生物であり動物であり、共生を旨として、健康に生きる人間を見出すことはできません。理科の教科書には「健康」という文字は出てきません（藤田ら、未病のための生命科学教育の実践例と日米教科書比較から見えてくる課題、第二一回未病システム学会学術総会抄録集、二〇一四）。しかし、人間は生き物です。海に生まれた三七億年の歴史をもつ「いのち」の末裔です。私たちの身体、そして身体を住処にしている三七兆個の細胞たちは、「いのち」の原理で生きています。脳の中も同じです。どこに「わたし」はいるのでしょうか。人間である「わたし」は、他の生き物たちと何が同じで何が異なるのでしょうか。

現代を生きる私たちに不足しているのは、古代ギリシャの格言「汝自身を知れ（gnothi seauton）」[*2]ではないでしょうか。ユネスコが「人類の創造的才能を表現する傑作」として評価した言葉です。日本にも世阿弥が生んだ「離見の見」という言葉があります。

私たち人間は、自分のことは自分が一番よく分かっていると思っています。しかし、つもりと実際は異なるのです。動くことでダイナミックな生をこの地球に創発した生命体は、この地球の自然環境に適応して生きるシステムを、進化させてきました。私たち人間も、その生命の末裔です。進展目覚ましい細胞分子生物学の基礎理論から考えると、人間の「身体」は三七兆個の細胞と細胞が分泌した細胞外マトリクスと呼ばれるコラーゲンやヒアルロン酸などの物質からできている、と言えるでしょう。いのちの原理は「活動依存性」です。エアロビクス運動は、まさに全身の細胞を協調させながら活性化します。

人間はこれらの知識を学び、環境を整備し、様々な人工物を生み出すことで寿命を延伸し、かつ多様な社会的活動を行える環境を構築してきました。しかし、人間は植物と違い、他栄養性、つまり他の生命を食することで自身の生を維持する生命体であるため、膨大な人口増加に対して無限にすべての人々の生存を保証することはできなくなってきています。人間活動が生み出すエントロピーの増大は、地球環境がもつ復元能力を超える事象を生み出し始めてきています。現在、人間社会はその持続可能な生存形態を生み出してゆく必要性に迫られてきている、といえます。人間は人工物を創造し使用しますが、存在そのものは、れっきとした「自然物」です。

東京大学には「人工物研究センター」という名前の研究施設があります。「人工物」という聞き慣れない言葉に初めは戸惑いましたが、吉川弘之先生のお話に度々でてくるコーヒーカップの話（水やコーヒーを飲むのに、手をカップ状にして飲む、本当にカップがあるとなお便利だ、カップに手があるとさらに便利だ）や、イギリスでレインコートを買いに行くときの迷いと合理性（等の例から工学の意味を考える）の話の例の必然性を理解できず、ずいぶん戸惑っていたのですが、ふと自分が当時よく考えていた「健康のためのトレーニング」と比べてみて、腑に落ちたことは、「健康のためのトレーニング」は、人以外の動物たちは決して自分ではやらないこと、人間のみが健康の意味を理解し、良かれと思ってやるきわめて「人工的な行為」なのである、ということでした。それ以降、人間を、自然物と人工物（人工的）の二つの枠組に分けて自分たちの、人間たちが行う活動について考えてみることによって、初めて人間という存在を理解できることが分かりました。高齢者は、メガネや補聴器、入れ歯、動脈のステント（管状臓器を内側から広げる医療機器）等など、人工物に囲まれるだけではなく、中からも人工物に支えられて寿命を延長しています。自分たち人間の存在をも深く考える必要があることを学ばなければなりません。

その意味では、体育は、医学とともに、あえて人工物とどのように付き合うのか、を抜本的に考える必要があることに気づきます。このように文字に起こしてみれば、バットやラケット、ボールなどは皆人工物で、その人工物と戯れているうちに脳の中では、バットやボールが自らの手や脚になっているｆＭＲＩ（核磁気共鳴機能画像法）画像が撮れるとの予測がつくわけです。もともとスポーツは、他人との関係を理解しあうために発達した、という歴史を考えれば、工学との親和性が高いことも頷けます。

人が行う身体運動は、道具を使うスポーツ体験とダンスや太極拳のような自分の身体、身心との関係を学習する身体運動に大きく分かれるように思います。スポーツ競技に勝つことやトレーニングで体力アップを目指す以外に、人間社会の中での様々な分野の活動と基盤科学から擦り合わせてみることで、ゆたかで多様な人間を発見するに違いありません。

話がそれましたが、吉川弘之先生のコーヒーカップに話を戻すと、コーヒーカップの手も身体にぶら下がる二本の手も、本体のカップや体幹があっての発展です。元そのものの「リアル」を研究するのが身心一体科学ということになるように思います。その意味でも、体育とスポーツは両方あって初めて人間の成長や社会の成長に大きく役立つもととなることを、分かっていただけることと思います。身心一体科学は、人間が機械と情報に操られる存在にならないようにするための科学基盤です。工学部に入って、工学とは何かとつきつめた末に哲学書まで執筆された吉川弘之先生とは、またこの続きを議論してなんとか身心一体科学を日本発の理工学の哲学の一つとして位置づけていただきたい、と思います。

吉川弘之先生が若い頃に留学されたノルウェーですが、「グラビティー（重力）」という名前の企業があります。脳の海馬にＧＰＳがあることを、イギリスのジョン・オキーフ先生と一緒に発見されて、二〇一四年にノーベル賞を受賞したトロンハイムのモーザー夫妻は、留学先のノルウェー科学技術大学ＮＴＮＵの研究者です。ノルウェーは、勉強もできないとスポーツ選手になれないと明解です。人口が東京の人口にも満たない国ですが、人権、男女共同参画、平和運動で世界をリードしています。

吉川弘之先生の東京大学の研究室の助手をされていた松島克守先生が主催されている「ビジネス

モデル学会」でお話したことが縁で、その後教育問題についてお話しするようになった芳賀和恵さん（文京学院大学）は、ドイツにあるドイツ日本研究所で長らく研究されていた方です。ヨーロッパにいると国連活動に参加している方とも色々とやりとりがあるそうで、世界の教育問題として、これまで教育レベル達成に向けてヨコに平等にしてゆくことを考えてきたが、これからはタテ、つまり長い寿命を人間として生きてゆくための教育を考えなければならないといった議論がなされている、とのお話でした。松島先生から毎月送られてくる「俯瞰ＭＡＩＬ」は、政治のことから産業、工業、新刊本、そして毎日の料理に加えたいレシピまで搭載されています。教養の塊のような東京大学出身の方々の代表選手のようです。「動け！日本」のＷＧに誘っていただきましたのも松島先生でした。

## 身体の物性感覚が研ぎ澄まされた女性がつなぐ内と外の環境

ヒトは陸に上がることで浮力を使えなくなり、重くなった身体をさらに垂直に立てて、立位で歩くことを移動手段として採用しました。不安定だけれども、見晴らしのよいこの姿勢がすっかり気に入って、歩くだけではなく、他の動物と比較しても優秀な長距離走者になり、俯瞰できる心と脳をつくったのです。汗腺を発明し（汗腺を持ち、汗をかくのは、ヒト、ウシ、ウマ、カバなどごく一部の哺乳類のみ）、汗をかけば体温がホメオスタシス（恒常性）維持範囲以上に上がらないようにできるため、人類は武器をもたず、「走り倒す」狩りの方法さえ編み出しました。日本では、この立位の身体を、器用に折り畳んで正座することで、身心一体の心を生み出す生活があります。また、上手に重力を使うことで、足腰を鍛える日々の生活があります。これが可能なのは、細胞も内外にかたちをつくるタンパク質（細胞骨格）を進化させて、私たちが自立できるように自律的にかたちをつくり、動きに応じて代謝を進めているためです。平均台などのバランス運動が脳の神経細胞を増やすのも、同じしくみが働いていているに違いないのです。

東日本大震災の前年である二〇一〇年八月、ＮＰＯ法人「森は海の恋人」代表・畠山重篤さんに出会いました。そこには、「いのち」の原理から牡蠣養殖を復活させ、自然環境を生かして人の環を生み出し、エネルギー論までを展望した「いのち」から出発する日本の未来像がありました。何事も自分の足で確かめ行動する実践家であり、真の科学者でした。「森は海の恋人」という彼の言葉に、日本の文化の奥行きをみた思いがしました。

震災後の二〇一一年六月、初めて植樹祭にでかけました。そこには、森・里・海と、そこに生きる生命たちをつなぐ中でみえてくる、日本の様々な問題への解決策がありました。漁師たちの世界は男の世界です。しかし、男性に限らず、女性も子どもも皆生き物であり、人間なのです。老いも若きも、皆にとって最も近い「自然」は自分の「身体」。そう、あなたも私も、世界中の人々も、「身体」はこの地球が生み出した「いのち」そのものなのです。

二〇一五年九月、畠山さんと活動を共にしてこられた京都大学名誉教授で舞根森里海研究所所長の田中克先生が、東京で「女性が描く『いのちのふるさと海と生きる』」として女性だけのシンポジウムを企画してくださり、その時の女性同士の「いのち」の感覚がこの本の元になりました。引き続く京都での女性シンポジウムの内容とともに、二〇一七年七月に出版の運びとなったことをご報告しておきます（跡見順子「地球が生んだ『いのちの戦略』と『アジアの生活の知恵』から生まれた身心一体科学」下村委津子・小鮒由起子・田中克編『女性が拓くいのちのふるさと海と生きる未来』昭和堂、二〇一七）。

## 生命化学——身心一体科学につなぐ

現在、受験科目を物理学と化学で入学する東京農工大学工学部・有機材料科学の学生対象に、有機材料科学講座の一環として、生命化学の授業を行っていますが、そのほとんどの受講者は、工学系の日本人学生や研究者と同様に、「生き物が苦手」です。いのちの原理原則さえも学んでこないのです。それゆえ、自分が生きている状態、つまり自分の身体内、細胞の内外で起こっていることは、基本は化学反応であり、同時に物理的過程も進行すること、とくにソフトマテリアルから成る身体にとって、運動は、身体のシステムに対する外圧であること、さらに細胞の原理から紐解けば、実は細胞自体が、きわめて動的なシステムで揺らいでいること、その揺らぎは化学的・物理的なホメオスタシス内での揺らぎであり、その揺らぎ自体がエネルギー依存性に維持されていることなど、を伝えます。つまり自分の身体を対象に有機化学を学ぶのです。

## 六　自然科学統合の四つの軸

図Ⅶ・4に示したのは、小宮山宏先生が総長になられる前に開催されたシンポジウム（私も出席していました）をまとめて本にした『知識・構造化ミッション――大学は表現する』（藤原毅夫・丸山茂夫・伊藤乾編、日経BP社、二〇〇五）に掲載されている図です。四つの科学技術の方向の一つに「ゲノム→ヒト」が配置されています。これに私が考える問題点を加えました。

何に問題があるのでしょうか。日本の義務教育の生物学の教科書には、「健康」という文字がまったくでてこない、ということをどれだけの人たちが知っているでしょうか。人間の適応能力を科学できる時代が到来しているにもかかわらず、人間周辺の分野の教育科目として、医学部以外、現在でも生命科学の授業は行われていません。細胞も生化学も科学は薬開発のための科学となっており、モデル動物における細胞から個体までつなげる領域名はできても、人間は研究の対象から除外されます。大きな教育可能性をもって生まれ育つ人間にとって、その育つシステムは、細胞の論理が支配するのに、その原理原則を知らずに科学・技術分野が進んでいきます。

人間のいのちの統合性を議論し、実際に身体につなげて研究する、科研費審査の分野がありません。モデル動物を使った研究分野がありますが、モデル動物での結果を、身体の形態が大きく異なるヒト

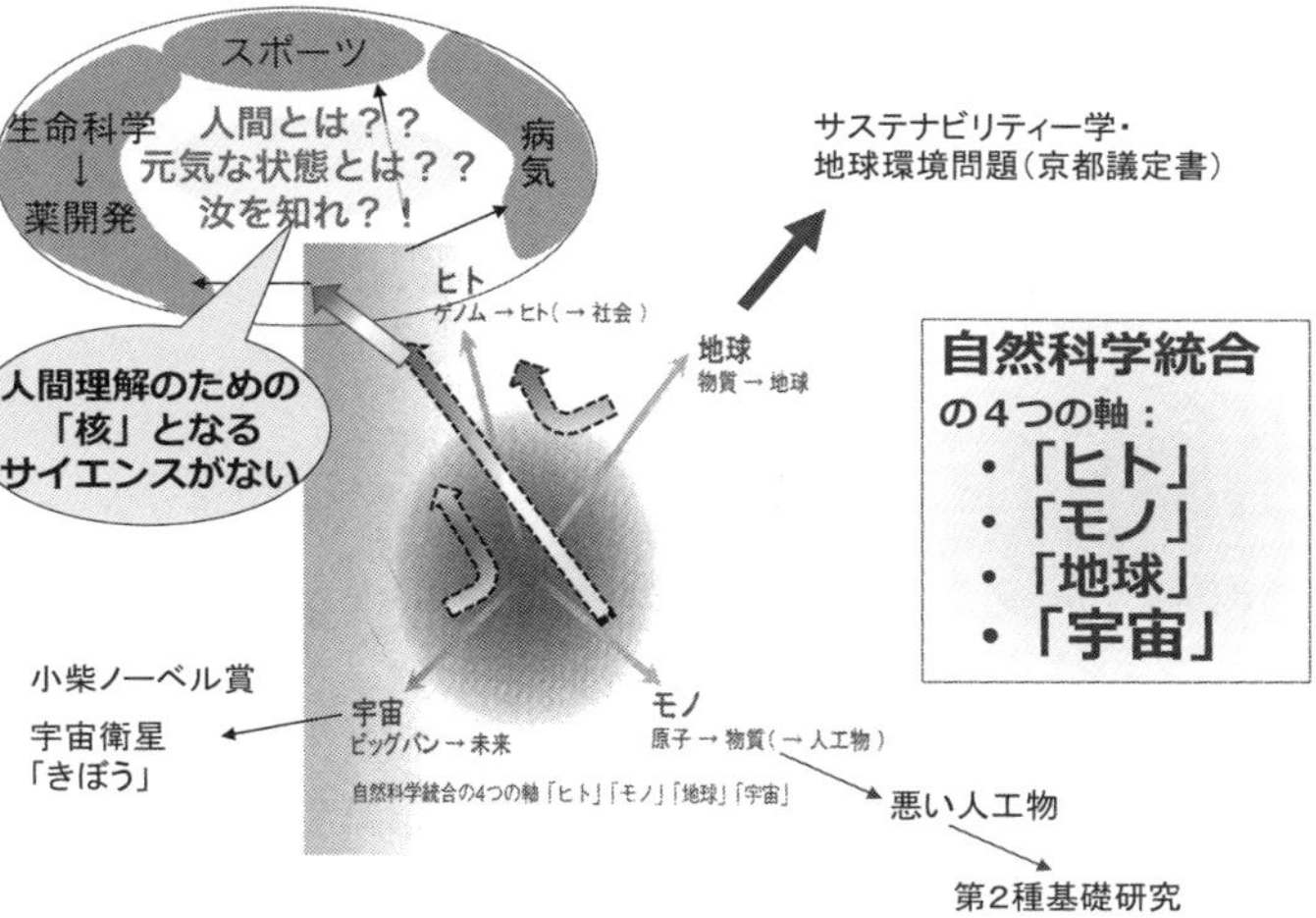


**図Ⅶ-４　自然科学統合の４つの軸：ヒト・モノ・地球・宇宙**
**「人間」はどこにいる？**

（小宮山宏監修、藤原毅夫・丸山茂夫・伊東乾編『知識・構造化ミッション――大学は表現する』MISSION1、AGENDA1-1、学術俯瞰と自然科学統合化プロジェクト、日経BP 社、2005、p35 より追加改変（跡見順子 2017）

に応用してしまうことの恐ろしさを誰が知っているでしょうか。

研究で抜け落ちがちなのは、現実に生きている人間への適用可能性です。脳科学や細胞生物学原理は、医薬研究、発生機序解明の研究分野だけでなく、病気でない人間の身体の創り、社会・自然環境への応答や変化、運動への適応機構解明の基盤となるはずです。研究分野が近くても異なる研究方法や領域で、当たり前の実験設定を変更することで、新しい発見につながることも多いものですが、「身体」（人間の体）という言葉の消失により、「身心」や「文理」など現状分離されて位置づけられていることの問題も気づかず、またその統合自体が問題として浮上して

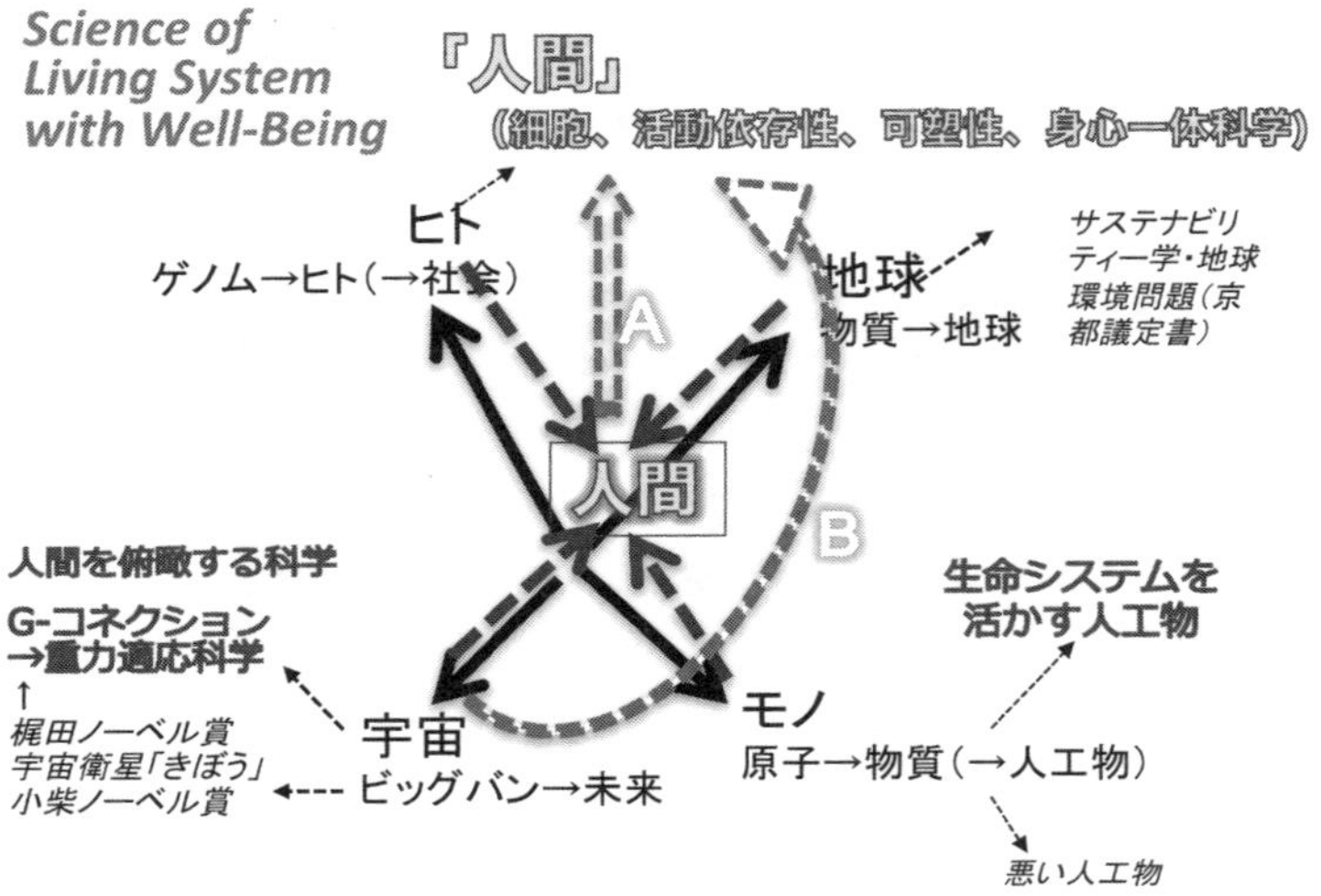


図Ⅶ-5　自然科学統合の４つの軸
「ヒト」「モノ」「地球」「宇宙」の「ヒト」(実線矢印)

(小宮山宏監修『知識・構造化ミッション——大学は表現する』2005)を「いのちある人間」をコアとして再統合する道(点線矢印)(跡見順子 2012)

こないのです。真の意味での融合分野が育つためにも、「身体」を復帰させることが必要です。人間の身体を介した努力が報われることを説明できる科学が、今必要です。

図Ⅶ‐5は、図Ⅶ‐4の変形版です。破線で示した方向は私が書き加えたもので、四つの方向すべてを、再度生身の身体をもつ人間に一度つなげてみよう、という提案です。小さい頃から、自分の存在を地球はもちろん、宇宙や、自分を構成している原子、分子、細胞、身体などをきちんと理化学的に位置づけ、さらに言葉を話し良く生きていこうとする「人間」にまで、科学という範疇の中で徹底して研究しようというものです。

今、皮膚の研究をしているのですが、『第三の脳――皮膚から考える命、こころ、世界』（朝日出版社、二〇〇七）という本を著している資生堂の研究者傳田光洋さんは、元は化学工学の出身です。物質として、物質システムとしての皮膚が第三の脳だとの展開で、昔読んで大変面白いと思いつつも、脳科学を専門にしている友人からは「あり得ない」の一言をもらって、どのように自分の中に位置づけるかを模索してきました。つい最近、真皮の研究だけでなく、表皮の研究も始めたことや、顔に怪我をしてどう傷を治すか、改めて考え直して、表皮の重要性について深く考えるようになっていたところ、なんと、私の研究の引導役である分子シャペロン・αB-クリスタリンもまたここで大活躍していることが分かり、興味津々の対象となっています。生命史から分け隔てなく見ていくと、皮膚はむしろ第一の脳に位置付けてもよいことが分かります。アンドリュー・パーカーの『眼の誕生――カンブリア紀大進化の謎を解く』（渡辺政隆・今西康子訳、草思社、二〇〇六）は秀逸な本で、カンブリア紀のあるとき突然に眼ができたという興味津々の内容ですが、この本を読んでいたおかげで皮膚についてよく理解できるようになりました。生き物は、その生き物が生きている環境因子すべてに応答するシステムをそれぞれが発明します。ストレスタンパク質の研究は、ストレスを引き起こす要因が環境因子のすべてである、という前提を立てます。言っていること、やることを次々と変えると昔言われたことがありますがストレスと適応の関係の中におとし込むことで普遍的枠組担当の脳領域を自分の中につくることができます。

触覚の面白さは、自身で気づかないから発見したときは、面白さだけではなく幸福感がえられます。

ぜひ自分で自分をタッチしながらスキャンする体操をやってみてください。皮膚感覚、体幹の固有受容器に感謝すること請け合います。渡邊淳司さん（ＮＴＴコミュニケーション科学基礎研究所）が映像をつけた安室奈美恵さんの楽曲「Golden Touch」（二〇一五年）のミュージックビデオは[*3]、私たちがもっている感覚の不思議を垣間見せてくれます。画面の中央のゆらゆら動くマークをタッチしてみたときには、自分の視覚的な感覚が触覚と融合して、錯覚を引き起こします。専門ではないので深く触れませんが、脳の可塑性の大きさと、外界を知る貪欲で多才な私たちの細胞たちに感謝しなければならないと感じます。触覚ほど「深い快」とつながるものはないゆえ、胎内で一〇ヶ月を過ごしながら、母親との触覚を介したやりとりがヒトを人間に育てるのだ、との松本元先生（一九四〇～二〇〇三）の『情と意の脳科学――人とは何か』（松本元・小野武年編、培風館、二〇〇二）における記述は、深く染みこんできます。

本書でも紹介した、機能性ウェアや、皮膚に大きな効果をもたらす卵殻膜の研究で、身体全体を切れることなく被っているケラチノサイト（角化細胞）がつくる細胞シートの不思議は、オギャーと泣き声をあげてから一生拍動し続ける心臓の偉大さと肩を並べられるほどの、不思議さと偉大さを示してくれます。自分の身体の細胞たちへの感謝の念に堪えません。圧倒的に視覚に寄りかかって生きている私たちの中に、まだまだ未知の可能性が潜んでいます。困ったときには、自分でできるすべてのことをやってみて、自身の身体を再発見してみませんか。

## 七　人間の技といのちをつないだ自然科学統合の例

### 身心一体科学と日本の科学・思想、そしてアジア

最近、機会があって初めて訪れた台湾では、「インフラの整備をしたから日本人への愛着が続いている」との説明を受けたり、太極拳も私が習った楊式太極拳で、八八手もある古流が残っていたりと、心地よさを感じました。楊式太極拳は、身体の核を意識して様々な動作をしますので、ラジオ体操のようになってしまった二十四式太極拳では見出しにくい身心を一体化する型が身につけられる、つまり神経筋の連携回路ができると捉えています。さらに、身体の生理学や、さらに細胞生命科学までつなげれば、自身が行う動作やその合理性も含めて、自身を対象にして科学できるようになると思うのです。そんなマニアックなことをやろうとするのは、日本人だけかもしれません。それは身心を科学で捉えざるを得ない民族性があるからだ、と思うのです。自発性研究会につながりますが、古来の文化を、身体性を軸にその理《ことわり》を求める「科学する心」（橋田邦彦）、禅のこころ（鈴木大拙）や武士道（新渡戸稲造）、自由意志とやわらかさ（大沢文夫）、「場の理論」（清水博）等の、日本を代表する身心一体学・身心一体科学の先駆者ともいえる方々の思想ともつながります。アジアには豊かな身体文化がありします。しかし、それらを「科学」につなげることは、なかなか他の国では難しいのではないでしょうか。科学技術立国を標榜する日本が貢献できる領域だと思いますが、いかがでしょうか。

## 「身体」の〝わざ〟獲得を通して「心」が生まれることを理解し、人間の道を追求してきた日本人

科学は合理を見出す行為で、それは脳を鬱病から守る一つの方向であると思います。科学がないと、日本という地震・津波・台風等が定期的に押し寄せる列島に、安全に住むことなどできません。インドにはヨガがあり、中国は様々な武術を生み出しました。それらは日本に輸入され、趣を異にした武術、そして「武道」に変容しています。中国武術だと思われている少林寺拳法は、ウィキペディアによると、「宗道臣が日本で創始した武道であり、中国武術そのものではなく、武術の体系であると同時に「人づくりの行」であり、「護身練胆」「精神修養」「健康増進」の三徳を兼ね備える「身心一如」の修行法をとり、「技」と「教え」と「教育システム」を三本の柱としている」そうです。この技の特徴は、護身を旨とする拳法。教えの中心思想は、「自己確立」と「自他共楽」とあります。嘉納治五郎が生んだ柔道も、また然《しか》りです。

会津大学の初代学長の國井利泰先生は、私よりも五歳上の情報学の先生ですが、いまだにモルフォ社（イメージング技術企業）やＡＢＥＪＡ（人工知能技術企業）の最高技術顧問をされています。すでに一九九四年の科学朝日に「少林寺拳法の極意は、『特異姿勢』!?――名人芸をコンピュータで解明する」という記事で紹介されています。お目にかかったときには、草履を履かれておられ、軽妙な足取りで歩かれていました。ショシャールの『人間の生物学――行動と思考の生理的基礎』に感激したお一人でした。

## 脳の傷とPET

この國井利泰先生をご紹介くださったのは、放射線医学者である松澤大樹先生（東北大学名誉教授、医師）です。一九二六年生まれなので一まわり以上も先輩ですが、まったく屈託のないお話ぶりで、新しい世界をつくることを話し合いながらお付き合いさせていただきました。PET（ポジトロン断層法）の原理を開発され、それをがん診断への利用へと推進されました。『目で見る脳とこころ』（松澤大樹編著、NHK出版、二〇〇三）という本に「スポーツ科学が未来を救う」というような内容の文章がありましたので、お電話し、その後すぐに東京でお目にかかってからのお付き合いさせていただいています。東北大学を定年後、東北福祉大学におられた頃で、話がすすみ、東京でお目にかかったところ、「身心一如」という見方で意気投合しました。福島県の南東北病院で鬱病や統合失調症の患者さんの診察をされた経験から、両疾患を同時に発症されている患者さんが多いこと、MRI（核磁気共鳴画像法）検査をして、「脳に傷ができているから直したほうがよい」という言い方が最初は不思議だったのですが、たしかに、脳も怪我をすれば治せば良いというのはさっぱりして良いこと、鬱病と統合失調は併発しやすく、両方の薬を投薬した方が治りが早いこと、さらには、運動をできるだけ取り入れる方が、回復が早いことなど興味深いお話をうかがいました。そして、今展開している「身心一体科学」的なプログラムで一緒にできないか、などをお話ししました。太極拳を行っているときの脳についてfMRIなどで研究をさせていただきました。MRIを使って細胞や動物実験で得られる画像データを、ぜひ人を対象に「一時も停止しない身体内部」を理解する映像が創れれば良い、と思ったものです。自身の心臓の検査で、超音波画像でみる心臓内部のきわめて動的な拍出活動をみたときには、思わず感謝の涙がでるほどでした。自分の知らないところで、一時も休まず拍動し続ける映像を通した我が心臓に、深い感謝の念が生まれました。顕微鏡で細胞を観察していても「すごいなー」と時間がたつのを忘れてしまいますが、影像が大きいと迫力があり、その映像が自分の心臓だとすると、自分が生きていることの不思議さが迫ってくるようでした。松澤大樹先生はＰＥＴの医療応用化、がん検診を推進され、その後も、東京や仙台で診療所を開設して診察を続けられました。ＰＥＴでノーベル賞が取れれば良いと思います。

東日本大震災の三・一一に劇的な出会いをすることになった合田周平先生（電気通信大学学長顧問・名誉教授）は、ソニーの研究所長をされておられた渡邉誠一さんに紹介していただきました。二人三脚で現在寄附講座を運営している清水美穂さんたちと一緒に四人で、私たちは東京大学本郷の研究室から、合田周平先生は会議のあった有楽町から、半蔵門の渡邉さんの事務所まで歩いて行きました。地震で電車が深夜まで不通となったのが逆に幸いして、様々なお話をさせていただきました。それ以降も色々とご相談させていただく合田周平先生ですが、先生もヨガを日本に導入した中村天風（一八七六〜一九六八）が始めた「天風会」の理事長もされていたこともあり、呼吸法がしっかり身についておられ、現在も大変お元気です。この本に載せたグー・チョキ・チョキ・パー体操は、呼吸法と一緒にすぐにやってみて、「これはよい」と言っていただけました。

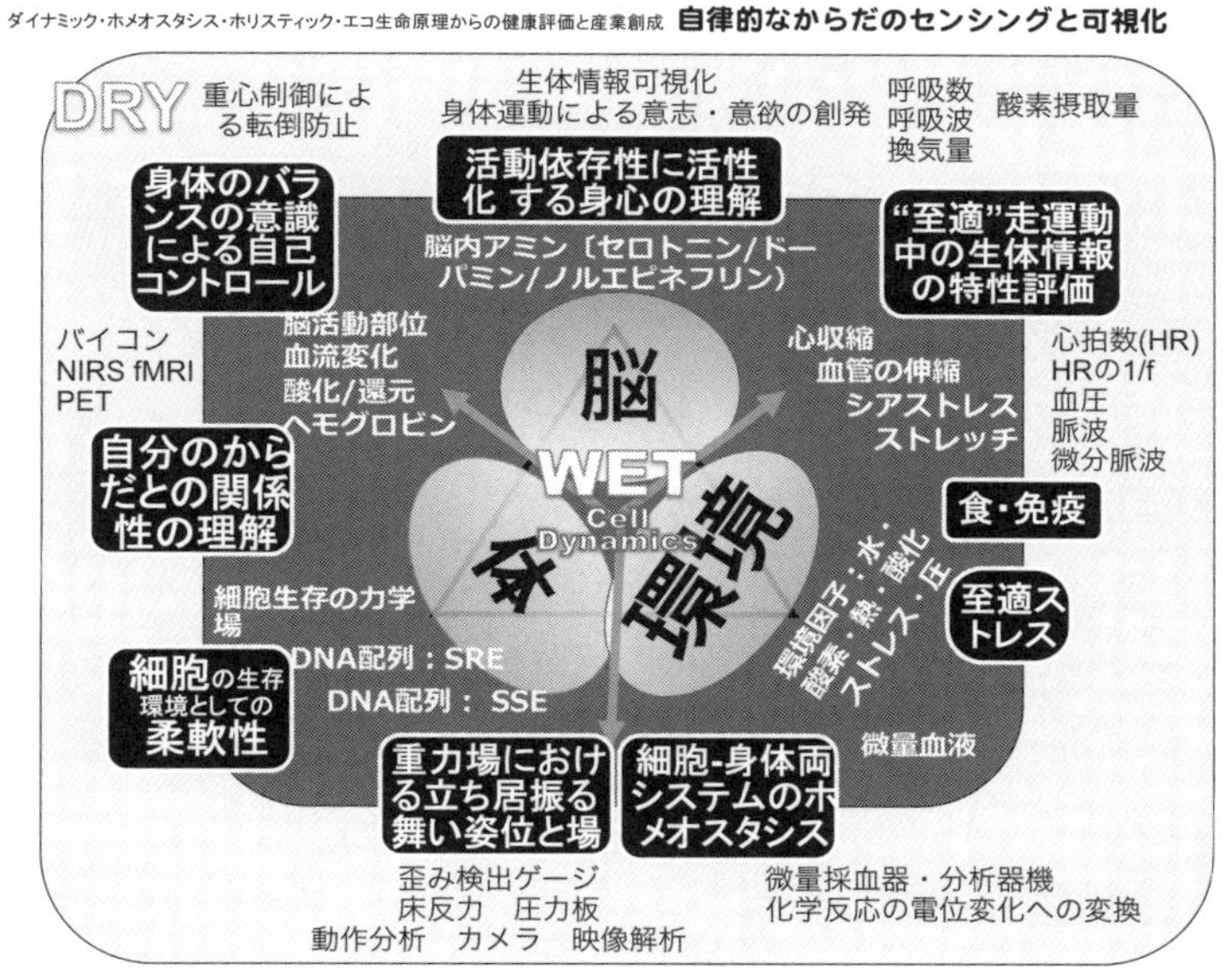


**図Ⅶ-6　WETな身体とドライな評価系をつなぐ媒体**

血液（栄養／$O_2$-$CO_2$／老廃物の輸送路／細胞が分泌したシグナル分子）・細胞外マトリクス・間充織（幹細胞のすみか）・結合組織・ファシア（動きを伝える連携構造）

渡邉誠一さんを紹介してくれたのは、放送大学の特別講義の作成に骨を折っていただいた桂井誠先生（東京大学名誉教授・放送大学）です。渡邉誠一さんは、ストレスタンパク質の話を気に入ってくださり、また科学技術と経済の会・センサーネットワーク研究会のメンバーにさせていただきました。

工学系の方々には、本当にお世話になっています。科学技術立国日本が本当に動くためには、生命原理を組み入れること、これをなんとか実現して欲しいと思っています。

## 身心一体科学を基盤としたセンサー開発

図Ⅶ-6は、身心一体科学「Cell to Body & Mind Dynamics」の背景としての生命科学と生体情報モニター機器開発インデックスを示したものです。「測ると同時に、自身の身心でやってみてデータをとり、学んで考え、さらにもう一度やってみてデータをとり、さらに言語化する」という教育原理とも言える試行錯誤を、早く教育の現場に入れ定着させたいと思います。コンピュータに人間の身体は入りません。水系の反応系、立体的でなおさらです。きわめて柔軟な身体は入りようがないのです。

図Ⅶ-6は、その不思議さを理解するための研究分野の創成を夢見てつくったものです。生命は「水」を得て生まれます。それにもかかわらず、理工学が生み出す人工物の多くは、水を媒体としていません。有機材料化学も、同じ有機化学反応なのに、媒体は水ではない液系の有機溶媒が主です。有機溶媒の中では、水素結合のように環境条件にきわめてセンシティブな応答は生まれないでしょう。今、東京農工大学の工学部応用化学の中の有機材料化学講座の一員として卒論・修論の内容を聞いていますと、生命が行う化学反応の研究者と、人工物をつくるときの化学反応や物理学、物理化学を基盤に研究している人たちがもつ物質のイメージのギャップは埋まるのだろうか、との疑問が生まれます。人、とくに研究者は、対象物を理解するために学ぶゆえに、その人の脳は、対象物の世界がもつ特性を引き出すように創られていきます。つまり同じように科学者といっても、自身の脳の中のイメージはまったく異なる可能性があるのです。研究者同士が互いに理解し合うことの難しさはここにあります。

## 八　身心一体科学を基盤とする人間革命は文理融合の「人間」科学から
### ——いのちのシステムを生かした新しい人間社会を創ろう

思いがけず入学することになった体育学で、生理学者渡邊俊男先生から紹介されたショシャール『人間の生物学——行動と思考の生理的基礎』には、著者の驚きと感動があふれていました。生命科学者を目指す人たちのバイブル『細胞の分子生物学（*Molecular Biology of the Cell*, 1989）』〔第六版 Bruce Alberts ほか、中村桂子・松原謙一監訳、ニュートンプレス、二〇一七〕もまた同じです。しかしその賛歌は一般の人には伝えられず、生命工学に頼れば健康を約束してくれるという迷信に変質してしまいました。

安易な実験科学ではなく、論理軸を鍛える文理を分けない身心一体科学に期待しませんか。化粧品の研究はつまり皮膚の研究ですが、皮膚は、異分野をつなぐのに格好の対象です。皮膚に生えている毛も細胞で、毛包《もうほう》は幹細胞の宝庫として脚光を浴びています。皮膚は外界との境界をつくっているので異分野の両方を繋ぐ論理をもっているのですから、もっともっと皮膚を介して様々な分野をつなぎ、中と外の両方に興味をもち、宇宙に、地球に、物質そのものに、興味をもってつなげることは、研究者でなくても誰もができることなのです。そのような手がかりをいくつかみつけて、文理もつなぐことにしませんか。脳が未発達な生きもの・バクテリアさえも、形をつくり、周囲の水の流れや圧などを感じて、皮膚を介して知覚しながら移動しています。繊毛や鞭毛などは実は、本書でも紹介したチューブリン/微小管という〝すごいタンパク質〟のシステムから成ります。なぜ「システム」というかというと、一三個の単位になるタンパク質が互いに弱い水素結合で接触しあって管状の線維構造をつくり、がちっとせず、会合して線維構造をつくったり、ちょっと壊れてみたりするわけです。チューブリン・微小管システムを中心とする細胞骨格が壊れてしまうと細胞はかたちが維持できず死にますので、細胞内のエネルギーの状態のみならず、様々な環境条件を反映させてなんとか生き残る手段をたくさん持っています。あまりに不安定だと始末が悪いので、この構造を安定化するタンパク質がまたあるわけです。アルツハイマー病の原因タンパク質として知られているタウタンパク質も、微小管の安定化を担うタンパク質です。周囲の状態を感じながら敏感に応答し続ける「微小管システム」がもつ揺らぎが、私たち「いのち」のシステムの本質です。アタマを使うにしても、カラダを使うにしても、このようなダイナミックかつ繊細な細胞骨格が生み出す繊細で柔らかな細胞の能力を、どうしたら引き出すようにできるのか、再度、よくよく考えてみる必要がありそうです。

触覚が面白くなってきたと思いますが、視覚と聴覚が加齢変化してきたとき、触覚は大変重要な認知系となります。これを利用したのが前述の「仰臥位での体幹体操」と「太極拳のコアを再現する電車トレーニング」です。両者が対になって効果を発揮します。さらに一言付け加えておきたいのですが、日常生活の中では、様々な動作をする直前の一瞬の「溜《た》め」意識です。太極拳の〝意識したゆっくりした動作〟で身につきました。以前は、起きている間はどんな時でも「一%の意識」を腹部（丹田《たんでん》）におく習慣をつけるようにしたほうが良いとことばにしていました。まだまだ私たちのシステムは、未開発なものがたくさんあるし、科学になっていない宝物が沢山眠っています。自分の身体は自分のもので、唯一無二のものです。一人として同じ経験をすることはないのです。しかし、もちろん、大事な習慣を意識で身につけることはできるし、刺激や環境に適応できるという性質は皆もっているわけです。この共通部分と個別の部分を両方大事にして、イノベーションを生み出すとともに、人々が様々な領域で分かり合えて、なおかつそれらの理屈を共有できる世界をつくりたいと思います。

身心一体科学、自分の身体に生きる細胞たちの生き方を学び、それが活きるように、身体へ働きかけてゆきませんか。五感で感じたことをいかに全身的な運動につなげるか、運動や行動を誘導できるかがポイントです。感性研究（感情・知覚などを機器で測定し可視化しようとする研究）が流行っていますが、それだけではなかなか健康につながらないのです。心身一体科学は、マインドフルネス（現在自分に起こっている内外の経験に注意を向ける認識方法）とも近く、さらに立位での不安定な生活の基盤を上手に意欲をもってコントロールして細胞に語りかけるその意識は、人間のみができる「俯瞰」する脳を育てることになります。これが人間の健康長寿の柱になります。健康は目的になりません。

## 「知は力なり」「自分を知る」ことを発見した古代ギリシャ

古代ギリシャ時代に生まれた格言「汝自身を知れ」は、ユネスコが認めた世界遺産の一つであり、人間の最大の発明・発見であるとされています。本能と反射で生きる他の動物は、無駄な動きもしませんし、無駄な殺しもしません。ノーベル賞学者であった動物行動学のコンラッド・ローレンツは、すでに一世紀前に人間に、知を正しく使うように警告を発しています。

一九世紀半ばまでは、科学という言葉はまだなく、すべての知の対象から人間は隔離されていませんでした。産業革命に始まる科学の工学への応用と産業化と並行するように、人文社会学と（自然）科学は分離していったのです。人間の社会集団が生み出す問題への解決策は、人文社会的な方法によると考えるのが当たり前となり、身心二元論的な考え方のもとで「人間を科学の対象」として扱うのは、壊れた臓器を扱う医学と、通常ではない極限環境における人間の生理学と、出力を対象とする環境科学となっていきました。

この方向を加速したのが一九五三年のワトソン・クリックのDNA二重らせん構造が遺伝の素子とし機能するという発見です。生命システムを実際形づくるタンパク質のアミノ酸情報が遺伝子に書き込まれており、その情報は遺伝することが明らかとなったからです。

それでも、まだ、一九七〇年代までは、人間を生物として見ていこうという見方がありました。世界保健機構（WHO）でも議論され、「人間の生物学」という言葉が使われていました。お茶の水女子大学の恩師・生理学者の渡邊俊男先生から、同名の本を読むように言われたのは、一九六四年の東京オリンピックの頃です。一世を風靡する本だったようです。

一九一四年生まれの渡邊俊男先生自身の著書である『生きていることの生理学』（杏林書院、一九八八）には、「身心一如」「物質」「細胞」「姿勢の精神性」「キネシオロジー」など、身心一体科学の科学的根拠となるキーワードがすべてあります。「はじめに」でも触れましたが、医学者だけでなく医学周辺の研究者・教育者に、生理学の基本から学ぶ大事さを述べておられるのです。渡邊俊男先生はリラクゼーションと生理心理学の世界で有名ですが、体力や運動能力だけで語られる体育の世界には、かなり違和感があったに違いありません。しかし、心臓の拍出で博士号を取得されていることからも分かるように、物質が生み出す「自律した生命」と精神性を視ざるを得ない「姿勢」との両側面をもつ、人間の本質を科学にする必然性を洞察しておられました。記録紙に描かれた心電図の波の間隔の揺らぎを、自分でグラフ化して見て取るようにと指導され、電気誘導によって得られた実験結果はその揺らぎを生み出す細胞、そして細胞が不安定に揺れつつも丁寧に一秒という驚異的に遅いリズムを生み出すその深淵さのすべてを現していました。しかし、お茶の水女子大学で研究室配属になって実験らしいことを始めた頃、拍出という力仕事をする心臓の活動を、実は電気的変化としてみる奇妙さには、まだ気づけていませんでした。今は、物質の相互作用が、力を生み、電気を生み出し、そして私たちのいのちを活かし続けるということが分かります。

今、日本人の平均寿命は、男女とも八〇歳を越え、女性は八七歳となっており、一〇〇歳を越える長寿も珍しくなくなってきています。私もこの本の読者の皆さんも一〇〇歳を越える人生を過ごすことは、私たち一人ひとりにとって現実のこととなりつつあります。それにもかかわらず、「一〇〇年以上の長さを生きること」の意味を考える議論は、これまでされてきませんでした。今こそ、人間は何のために生まれて自分の人生をつくるのか、根本に戻って考え直すべきです。それがやっと可能な時代になったのです。

## 研究と教育の融合

米国の学会には配置されていますが日本にはないのが、教育セッションです。米国の細胞生物学会、神経科学会には毎年参加しています。両学会には、一般研究発表とは別に「教育のセッション」があります。一般発表と教育の発表は、それぞれ一つずつ発表して良い決まりとなっています。

身心一体科学の論理構築のため、いわゆる基礎研究の学会発表のほかに（身心一体科学的な解釈を基盤としていますが）、毎年、人工知能学会の身体知セッション（慶応義塾大学の諏訪正樹先生とオーガナイズドセッションとして）、スポーツとジェンダー学会（中京大学の來田享子先生がいつも素晴らしいコメントをくださいます）、日本体育学会の体育哲学専門分科会、北米神経科学会の教育セッション、昨年からは日本教育工学会でも発表させていただいていますし、今後も続けたいと思っています。ギリシャ時代の人々は、生きることを日常サイエンス（哲学）し、酒宴の前には悲劇を観て、広場でダイアローグを交わしていました。そしてなによりも、プラトンの「法律（ノモイ）」の半分には、体育が書かれていることを教えてくださったのは、ギリシャ哲学が専門の東京大学の葛西康徳先生でした。体育の視点からみると、人間の本質がみえてきて本当に面白いです。人工知能の若手研究者として著名な落合陽一さん（Pixie Dust Technologies／筑波大学）は、人工知能時代に人間がなすべきことは身体を鍛えることだ、とラジオで語っていたそうで、お話が合いそうです。

橋田邦彦先生は、医学部に入って生理学を教えている自身が「生きていることとは何か」を考えて様々な教育活動をされ、文部大臣になられたようです。しかし生理学の学徒になる前に、東洋医学の医師だったお父様の影響を受けているわけです。古来仏教者は、自分が生きている基本を身体を通して見つめ直してきたのだと思います。渡邊俊男先生は著書で、これらの人間を求めて生きてきた科学するこころを、人間に関わる職業に就いている人たち、体育の指導者たちも学ぶべきであると訴えたかったのだと思います。私は指導者のみならず、現代を生きるすべての人々が算数や国語、理科や社会の基本と同列に学ぶべきだと思うのです。「自分が生きていること」を知ることなのですから。台湾での講演資料作成のために急遽調べた戦後の体育・スポーツ政策には、人間とは何かを求めるコアが消えかかっているように感じました。それは浅いにわか勉強のせいかもしれません。言葉や政策論には反映できないものなのかもしれません。

この身心一体科学は、それらの先達の思いや成果をも学び、細胞科学と脳科学の結果を人間とは何かという疑問とつなぎ、多くの人間とは何か、生きていることとは何かを求めて研究と教育を行き来した先達たちの思いにもつなげて、昏迷している人間社会の方向性を出さなければならないとの覚悟があります。

様々な学問領域がありますが、やるのは人間です。身体をもった人間です。共通で戻れる立ち位置、自分で働きかけられる基盤としての身体があります。異分野の人たちが共通の言葉でやりとりできるようにすることが「知の構造化」でした。そこに生身の身体を入れる必要があります。

まとめます。

人間の可能性を引き出すトータルな学の樹立を目指しておられた恩師、渡邊俊男・猪飼道夫・宮下充正のそれぞれの魂に感応し触発されて生きてきたように思います。そして、細胞・身体・分子シャペロン・力を生み伝えるタンパク質に出会うことができました。

全体性が壊れた障害者への全体性復帰の治療のための方策が全体性の回帰につながることを、分子生物学者鍋島陽一（先端医療振興財団先端医療センター）、理学療法士で脳科学者の長男友章（帝京科学大学〜杏林大学）に学びました。そして、発生時の軸（前後／左右／背腹軸）・姿勢と支持基底面と歩行の基礎から考えることが身につきました。

様々な実践体験：音楽に習字、ダンス、テニス、エアロビクス、バドミントン、太極拳、合気道などの実体験は、自らの暗黙知を醸成し、体幹制御には「意識」が必要、立位／座位／仰臥位の身体知覚と骨格の深い関係を学びました。

高齢者、スポーツ選手と対象は異なってもともに全体性を追求する体育学の道〜身心を一体化する

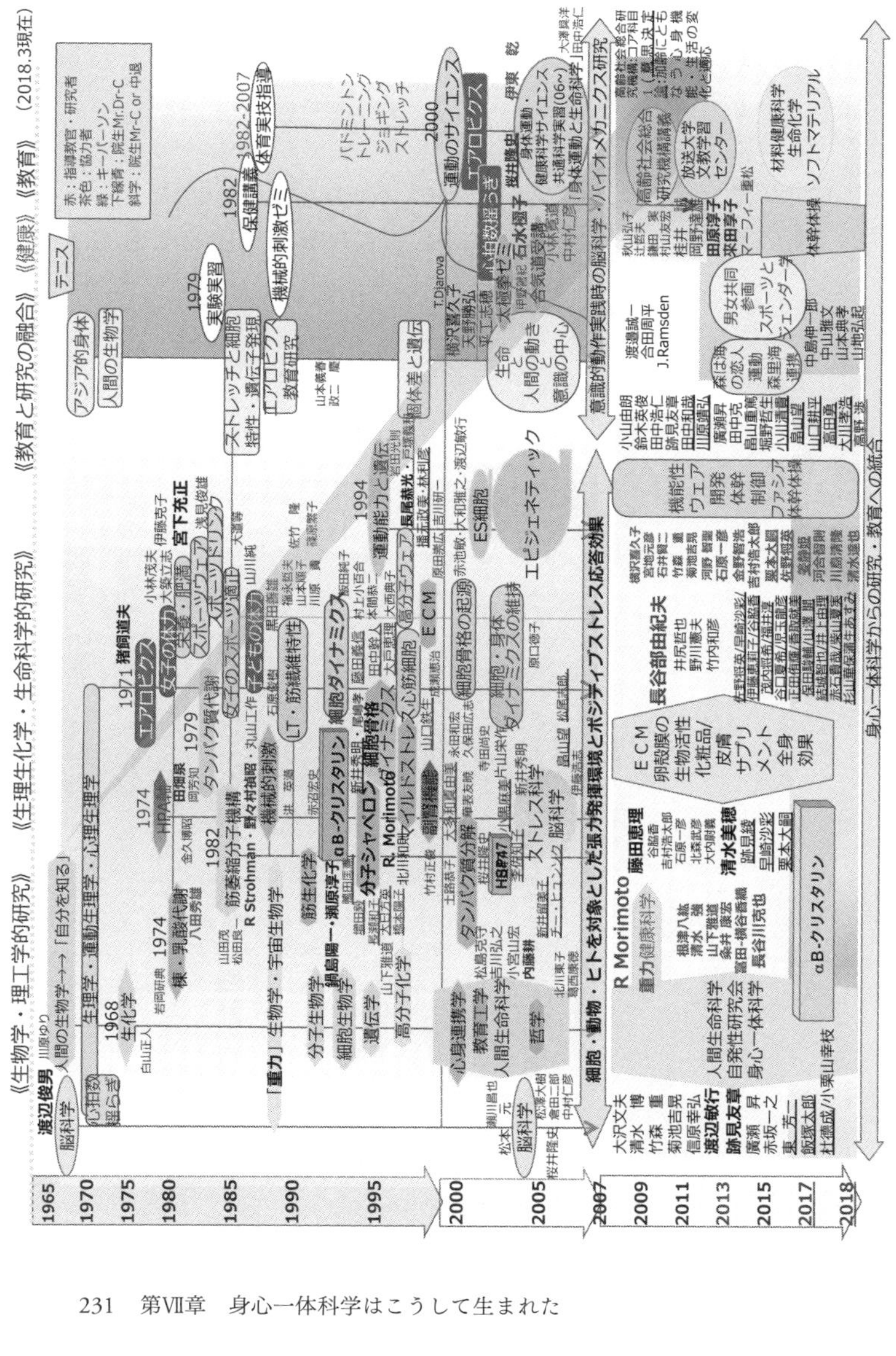


図Ⅶ-7　巡り会った指導者・研究仲間たちと研究分野

学創成に向かわせ、運動出力だけではなく、感覚入力系（視聴触覚前庭覚）・物性（柔軟性）へとつなぐことの重要性と加齢現象への対策のための研究が必要であることを学びました。

その道半ばの今、「体幹しなやか体操」と「卵殻膜」が生み出す元気が私を支えています。進化で獲得した骨格と骨格筋の活性化法・哺乳類と別の進化を遂げた鳥類の知恵と細胞外基質「卵殻膜」の知恵を、なんと分子シャペロン・αB-クリスタリンがつなげようとしています。

体育学に出会った先達の意を受けて、七〇年間生きてきました。この章でご紹介しなかった多くの方々と、人間を考えてきました。身体は面白いし、ちゃんと付き合うと謎が解けてきます。最後の図Ⅶ-九は、大学入学以降教育研究機関で関わった研究と教育のテーマと、一緒に仕事をさせていただいた皆さまのお名前を入れさせていただいています。大事な方が抜けているかもしれません。そんな方がもしもこの本に出会ったならぜひお便りをください。

【注】

＊1　↓はじめに＊3参照〔183〕

＊2　↓序章＊3参照〔205〕

＊3　渡邊淳司「『視覚が生み出す触感』ってなんだ?」二〇一五年一一月一〇日（https://media.style.co.jp/2015/11/3903/　二〇一八年四月一三日アクセス）〔216〕

＊〔　〕は本文の頁数

# まとめ

## 一　文理融合による「いのち」の正しい理解
### ――「不断の努力」とハウスキーピング

身体を構築している細胞たちは、身体という三七兆個の細胞たちが創り出す一人の人間の統合体をリアルな構造物として維持し続けるために、絶えることのない活動をダイナミックに維持し続けています。それは個々の細胞がもっている構造を支えることであり、それに必要なエネルギーを生み出すことです。子どもたちは、起きている間は一時も休まず元気に遊んでいます。ごはんもたべる時間も惜しいと思って動き回っています。１Ｇの重力の下に存在する身体が正しく制御されて動くことで、身体内の細胞たちは、互いの力学的な関係性を適切に維持し続けると考えられます。活動的な若い身体では、細胞たちが生み出す柔らかな土台（細胞外基質、結合組織）に囲まれて、当の細胞たちの代謝も活発です。「いのち」のほとばしりを観るようです。つまり、細胞と身体の間に好循環が維持されているわけです。大人になることを「成長」と呼んでいますが、成長し重量が増加した身体もまた、動的に活動し続けることが細胞たちにとって必要であるにもかかわらず、私たち人間の生活は、座業中心の「人間の仕事」が中心になり、身体の細胞たちは、適切なメカニカルに動的な環境刺激をもらえないことになります。

生活習慣病は、間違った栄養や食事と動かないことにより、様々な組織で問題を起こします。緊張

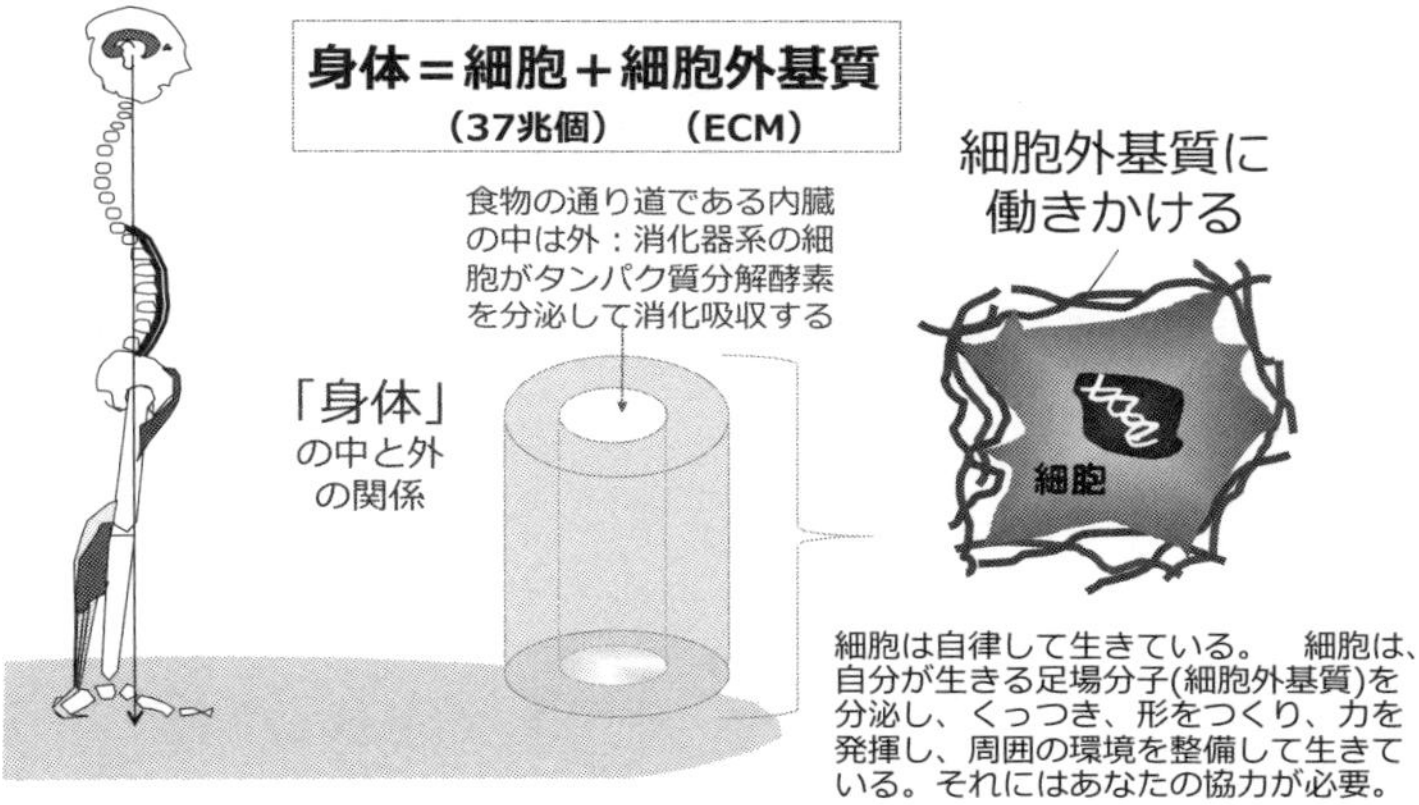


**図１　身体は、細胞と細胞外基質から成る**

つまり身体は、細胞の環境である。身体も細胞もそれぞれの環境と張力を介してコミュニケーションをする。人間が自発的に努力しないと細胞は元気になれない。

や拘縮などが生じている組織では、細胞たちが白血球細胞たちの攻撃の元となり炎症性活動が高まり、全身的な問題とも関係してさらに悪循環を生み出してゆきます。細胞には、その細胞が生きている環境である身体（個体）が、生きる（活動する）という意志を、メカニカルな刺激で受け取らないとならないのです。その関係を示したのが図1です。重力場で生まれたいのちのシステムのベースをつねに考えることが必要です。

加齢にともなって、延びる動かない時間・不動化は、細胞たちに動的な環境を維持する刺激を与えないことになり、構造物を硬い素材の構造に変化させてゆくことになります。この方向が行き過ぎると代謝は低下し、細胞内外でのターンオーバーは減退し、あちこちで「線維化」が起こり始め、やがて、細胞は正常な調節機能を発揮しづらくなります。そして、確率的に正常を逸脱して、向かう方向が老化の特徴である細胞のアポトーシスによるフレイル（加齢により心身の活力が低下し、介護が必要となる手前の状態）やサルコペニア（加齢・疾患により筋肉量が減少し、全身の筋力・身体機能が低下すること）、あるいはガン化に移行することになると考えられます。

この身体を構造的にダイナミックに応答可能な状態に支えている活動をハウスキーピングと呼び、通念上、これまでは女性が担うものでした。細胞理論からすると、それこそ男女差なく「いのち」の共通基盤であるこのハウスキーピング活動は一人ひとりが支えなければなりません。細胞骨格や細胞外基質、そして分子シャペロンたちが、ハウスキーピングの現実の担い手です。すべて支えるシステムですが、エネルギー基盤を担うミトコンドリアとやりとりしながら、細胞システムをダイナミックに実際の細胞の形や場を制御している微小管やアクチン、中間径フィラメントなどの細胞骨格が、現場情報を時々刻々とくみ取りながら正しい方向に導いていきます。民主主義は、その社会に住む一人ひとりの活動努力がなければ支えられないのと似ています。

現代社会は、各種専門家の分業から成り立つ社会となっています。生命体の、とくに動物システムの自律分散協調系は、「動くこと」「動き方」、その時間や様相で、方法や時間調節などにおいて、これらを協調的に作動させるようにできています。今、私たちが考えなければならないのは、身体も社会も専門家に任せておくだけでは、その維持は無理であるということです。「リアルに現実の中で動く」ということがなくなってしまっています。そのことは身体の細胞たちは刺激をもらえないことであり、私たち人間は「いのちの営み」を肌で感じることなく、知らず知らずのうちに身心が分離してゆくことになります。細胞は生きる意味を見いだせず、人間の脳は仮想空間で彷徨うことになります。人間として一〇〇年を超える寿命を生きるには、個々人が、自身の「働きかければ応答する細胞たちから成る身体」に生涯適切に刺激を与え活動し続けてもらうようなしくみに社会を変えてゆく必要があるのです。

身体・細胞、知覚・運動、文・理は分けずに一体化して、動くようにするための科学の追究への不断の努力が必要です。要素に還元するだけではなく、要素を実際につなげる物質的な共通基盤から構成し直す必要があります。現に私たちは、多細胞動物として、この地球上に現実の存在として生きているのです。ゴルフやテニスは、ボールとのやりとりだけではなく、自然そのものの大地や、その大地を人間が適当な時間内で走り回れる適当な空間に区切った地面とのやりとりでもあるのです。膝や腰を痛めて自由に歩くことができなくなったとき、その大地との軽妙で心地よいやりとりができなくなった悲しみが襲ってきました。私たち生命を構成する物質科学には様々な階層があり、①原子や分子、②細胞という自律的に制御可能な生命の単位、③組織、④器官、⑤個体があります。医学では治療が目的であること、身体に侵襲を与えることはできるだけ避けること、等から、障害された部分の状態を評価する必要性から、生理機能の評価が基本となり、機能別、つまり臓器別の評価に分かれています。しかし、健康な身体の維持や予防的な対策は、「自重を引き受け、重力場での姿勢や動く身体（進化の駆動力、動物の身体構築の駆動力）」を基軸に評価する必要があります。姿勢の違いや動き方やパターンなどで、内部の制御系が対応して構築され受け継がれてきました（たとえば、自律神経系や身体のつくり）。身体運動科学・体育・スポーツ科学には、動きの種類などによる膨大な科学的に取得した現象が蓄積されてきましたが、それらを、動的不安定性をもち、互いに連携を取り合っている細胞たちの活動指標から再構築し、連携関係を再評価する必要があります。

## 二 「かたち」や「重心の制御」までサポートする分子シャペロンたち

一つの提案があります。要素還元的に生命を理解するのではなく、ターゲットを、健康維持や予防医学に重要な、身心の適応をサポートするシステムを健康寿命延伸の要につなげて科学する領域創りです。科学研究費の細目にも、このきわめて重要な分子シャペロン（熱ショックタンパク質）ができません。この仲間の多くは、エネルギー要求性です。エネルギーが常に供給できる、つまり細胞内でのエネルギー供給の九九％を動かしているミトコンドリアを元気に維持し続けることも、同時に考える必要があります。図2にその関係を示しました。エアロビクスが生活習慣病予防の王様であるのは、両者を同時に稼動するからです。αB - クリスタリンは、ミトコンドリアのお世話だけでなく、ミトコンドリアの細胞内空間を決める細胞の形を動的に維持する、細胞骨格タンパク質システムのお世話もしています。抗重力筋を使わない宇宙での筋萎縮モデルを用いて、αB - クリスタリンが減少することは本文で紹介しました。つまり重力場で、立位で活動を続けることは、人間の適応を維

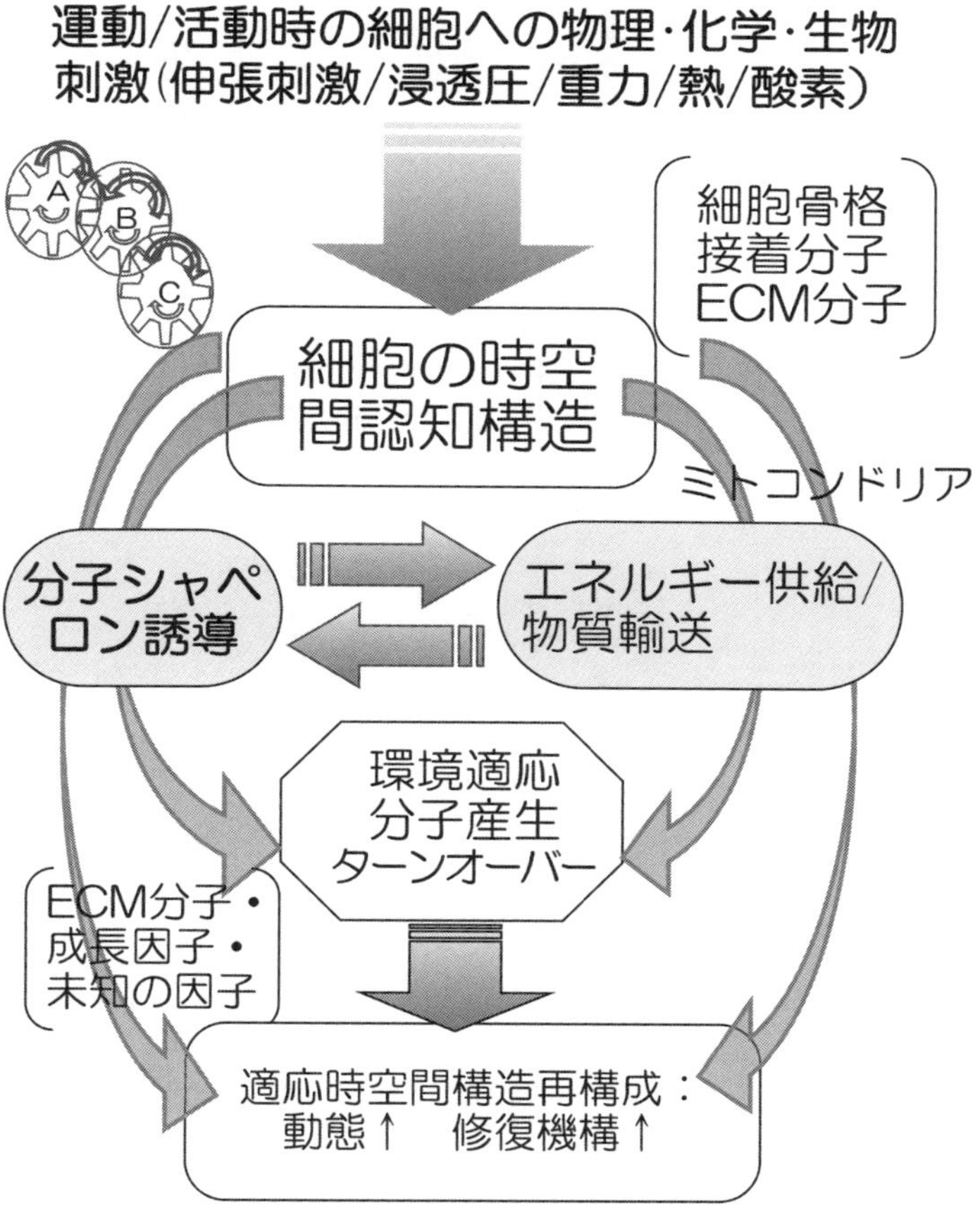


**図２　エネルギー代謝と連携して細胞・身体システムを動かす シャペロン健康法**

身体も細胞も形やシステムを担うのはタンパク質。タンパク質が相互作用して形をつくり刺激に応じて形を変えたり物質の輸送先を変えたりするには、エネルギーが必要で、そのために形依存的にエネルギー供給ができる体制をつくっている。両者を呼応させて駆動すること、細胞と身体の両レベルでこれを行うことをサポートするのがαB - クリスタリンの役目である。

持する基本的なシステムを維持することにつながるのです。下腿のヒラメ筋のみならず、ヒトでは脊《せき》柱《ちゅう》起《き》立筋《りつきん》も遅筋が多く占めており、直立二足歩行で不安定になったからこそヒトは動物の中では最大に抗重力筋・遅筋を発達させてきました。活動を維持しているからこそ、分子シャペロンが誘導され、身体内の細胞たちは好循環し続けるわけです。適度なストレスがあるから、細胞たちはそのストレスで乱されるホメオスタシス（恒常性）を維持しようとして頑張るのです。

　この本では卵殻膜をご紹介しましたが、実は、高齢化に伴う線維化を抑制する効果をもつのみならず、このαB‐クリスタリン分子シャペロンをも誘導することが明らかになりました。二万種類もあるタンパク質の中から、個人の適応を担う分子を追跡して私が出会ったαB‐クリスタリンは、まさに、圧倒的に視覚に依存して生きている人間の情報取得の入り口となるレンズと、遠くまで俯瞰して展望できる立位を担う抗重力筋、そして身体を数層の細胞のシートとして取り巻き様々な物理的・生物的ストレスに対抗している表皮のケラチノサイトにも発現して身体のセンサー全体を護り保持しているなど、最も重要なタンパク質の一つであることになりました。これを突き止められたことは、本当に研究者として幸せです。

## 三　適応進化してゆくことができる人間像構築に向けての科学研究を

科学研究には、大きな目標が必要です。それは、生き物、人間、社会などを構築してきた私たち人間が目指せる世界の多様性であり、その多様性を支える生命システムのより良い方向に向けて進化してきた論理的可能性を探すことに目標を設定すべきです。今、遅れて成されていないのは、人間自体をどこに位置づけるかです。一人の人間の可能性をどう位置づけるのか、学習し続けることができる人間にどのような教育体制を組めばよいのか、頑固の塊にならない柔軟な脳と柔軟な身心を維持するためには、どのような教育システムがよいのか、早急に研究し、教育に反映させる必要があります。

細胞科学・遺伝子工学などの要素還元的な手法は強力です。それらの先端的な研究手法を使って、長年追跡してきた適応進化する分子メカニズムとしてのストレスタンパク質・分子シャペロンに出会いました。この本でも紹介したαB - クリスタリンという低分子量熱ショックタンパク質の一つです。この名の通りタンパク質ですが、通常タンパク質がいくつかの特殊な機能を持ちますが、分子シャペロンの仲間はその意味での特殊な機能はもたず、他の仲間も含めて機能・役割は、他のタンパク質のかたちのお世話をすること、つまりタンパク質の合成から複合体形成、最後に寿命がきて分解されるまでの形のお世話です。そのお世話がかりがいないと、変性凝集して分解できないタンパク質となり、細胞はゴミためになり、アポトーシス、あるいは役立たずの細胞の増加により組織が機能を果たせなくなるのです。健康長寿はただだまってすわっているだけでは訪れません。これらの分子シャペロン、とくにαB‐クリスタリンは、動いてナンボの私たちの身体を、自ら動く、運動する、バランスをとりながら動くことで誘導されます。動くことは生きることです。ただし不安定な立位の身体を百年間以上しなやかに動かし続けるには、科学が必要です。大好きな正座も、きわめて難しい人間の技であると思っていますが、小さい子どもたちは、そこに畳があり、柔らかそうな床があると、正座をして、モノゴトに取り組みます。そのような人間を育成する場が日本にはありました。地球の重力場を理解していた日本人たちが生み育ててきた文化を、科学の手で正しい方向に位置づけ直して、世界に発信する時が来ています。

最後に、日本国憲法第十二条は人間が創った民主主義が維持できる最低の条件です。「平和憲法」といわれる第九条や人権を保証する第十一条とともに、日本だからこそ世界に向けて発信してゆくことができる幸福な人間の将来像を、円熟した人間形成につながる超高齢化社会を迎えるすべての国々の人々と連携して、自分発見の身心一体科学により、課題先進国のフロントリーダーとなりましょう。

第十二条　この憲法が国民に保障する自由及び権利は、国民の不断の努力によって、これを保持しなければならない。又、国民は、これを濫用してはならないのであって、常に公共の福祉のためにこれを利用する責任を負ふ。

# おわりに

「本を出しましょう」と言ってくださった『暮しの手帖』元編集者でありLLPブックエンドの北村正之様、論創社代表の森下紀夫様、永井佳乃様に深く感謝いたします。出版にあたり、身心一体科学研究会を支える中山倉庫株式会社の中山雅文社長、東京農工大学社会人博士でもある国際細胞活性協会の小川清貴さん、お母さんが私の被験者だった縁で研究室に参加してくれ片腕として頑張ってくれている清水美穂さんには資金面のみならず出版に関して全面的に応援いただきました。犬が大好きな秘書の井上由理さんには日々叱咤激励してもらいました。また、前秘書で本も出版されている結城智也さんには、緻密な頭脳で全面的に校正をしていただきました。原稿を読んで意見をたくさん言ってくれた、「身心一体科学」学位取得を目指している社会人博士の東芳一さんには、日本のスポーツ・健康関係のデータ整理を一緒にやってもらいました。それはまた別の本にしたいと思っています。四人の孫を愛情いっぱいに育ててくれているお嫁さんの綾さんと、かわいい孫たちには元気をもらいました。そして孫たちが大人になる頃には、身心一体科学が、日本で、世界で当たり前になっていることを願っています。

東レ様との機能性ウェアの研究や、アルマード様との卵殻膜化粧品・サプリメント研究での人を対象とした実験では大変にお世話になっており、身心一体科学や「細胞力」が、新しい健康分野創成のキーワードとして有効であることが実証できました。両研究ともに、これからの世の中を身心ともに元気にしてゆく身心一体科学の成功事例として皆さまに評価していただける科学と論理を提起してゆきたいと思っています。深く感謝申し上げます。皆さまのお力をいただき、健康寿命を延ばす日本からの未来を担うイノベーション領域に育ててゆきたいと思っております。

身体の理《ことわり》と脳科学の師であります長男・友章に教えてもらったことは、身心一体科学のコア概念を構築するのに必須でした。二〇〇六年の五月五日に「天の風」になって見守ってくれている次男・真史が言ったことば「本当に広いねー。いつか本を書いてやるよ」。「チョムスキーが面白い」「アインシュタインはすごい」「みんなに勉強が面白いということを教えなきゃ」が耳に残っています。そして二〇〇六年五月一〇日、皆に休講にしたらと言われるのを、涙をこらえて授業を行ったときに心配で一緒に授業に付き添ってくれた、院生の藤田恵理さん、李佐知子さん。「自分を知る」科学が三〇〇人の大学一年生対象に始まったばかりでした。その授業が始まったのに、お葬式の日だからといって誰かにかかわってもらうことなどできません。知は人間の希望です。このような授業を一番待ちわびていたのは、次男・真史でした。

大好きだった二人の母たちにも、仰臥位での体操なら教えることができたかもしれないと今は思います。養老孟司先生は、身近な人の死だけがリアルな「死」であると語られています。少しでも「生」から「死」の悲しみが理解できるような、科学と教育を結ぶ身心一体科学を深めてつつ広めてゆきたいと思います。今後ともご支援のほどよろしくお願いいたします。

跡見順子

二〇一八年三月吉日

†著者略歴

跡見 順子（あとみ・よりこ）

1944年茨城県小野川村（現つくば市）生まれ。お茶の水女子大学保健体育科を経て東京大学大学院教育学研究科に進み、エアロビクス研究で教育学博士を取得。同研究科助手を経て、教養学部に転進（講師・助教授）。1994年より総合文化研究科（生命環境科学系・身体運動科学）教授、2007年定年。東京大学名誉教授。サステイナビリティ連携研究機構及び東大アイソトープ総合センター特任研究員を経て、2013年より東京農工大学客員教授。平成27年度科学技術分野の文部科学大臣表彰科学技術賞理解増進部門受賞（受賞課題「いのちを知り生かす身心一体科学の啓発と普及」）。

共編著書として、『なぜなぜ宇宙と生命――宇宙の中の生命と人間』（日本学術協力財団、2003）、『骨格筋と運動』（杏林書院、2001）、『栄養と運動』（杏林書院、1999）、『活性酸素と運動』（杏林書院、1998）、分担執筆書として、『女性が拓くいのちのふるさと海と生きる未来』（昭和堂、2017）、『人を幸せにする目からウロコ！研究』（岩波書店、2014）他多数。

# 「細胞力」を高める
## 「身心一体科学」から健康寿命を延ばす

2018年5月22日　初版第1刷発行
2019年4月28日　初版第2刷発行

著　者　跡見順子
発行者　森下紀夫
発行所　論創社
東京都千代田区神田神保町 2-23　北井ビル
tel. 03（3264）5254　fax. 03（3264）5232
web. http://www.ronso.co.jp/
振替口座　00160-1-155266
装幀／永井佳乃
組版／フレックスアート
印刷・製本／中央精版印刷
ISBN978-4-8460-1674-6　©2018 ATOMI Yoriko, Printed in Japan.